astellas

La vejiga es *importante*

Una guía para controlar la vejiga hiperactiva

Por Karen Crowe
Ilustrado por Norm Bendell

Contenido

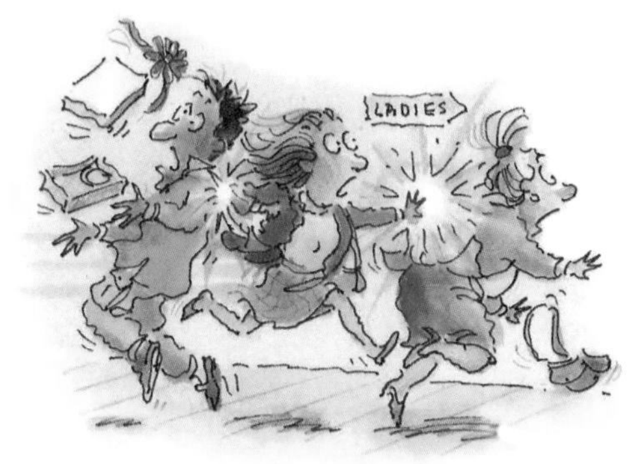

¡¿Otra vez al baño?!

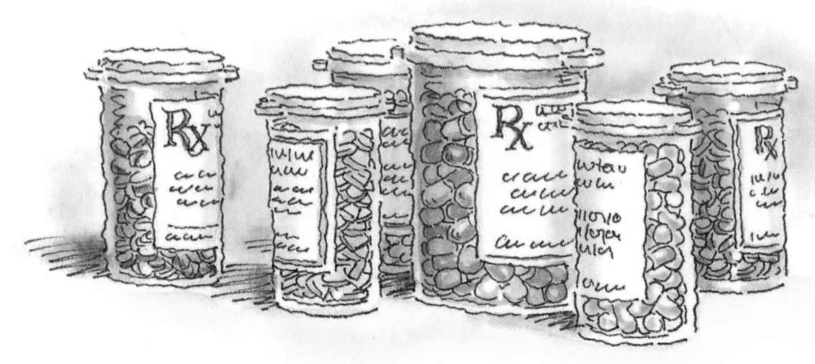

Aspectos básicos del cuerpo

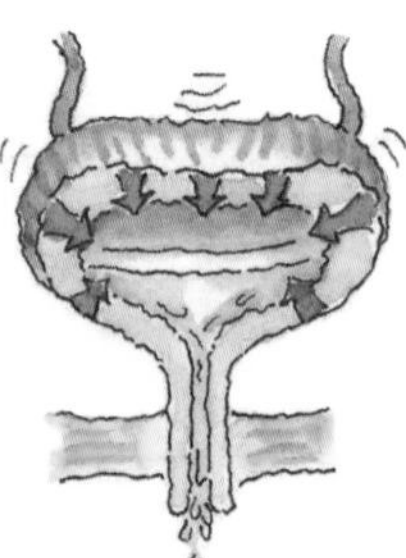

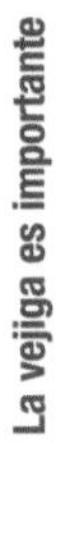

¡Tome el control!

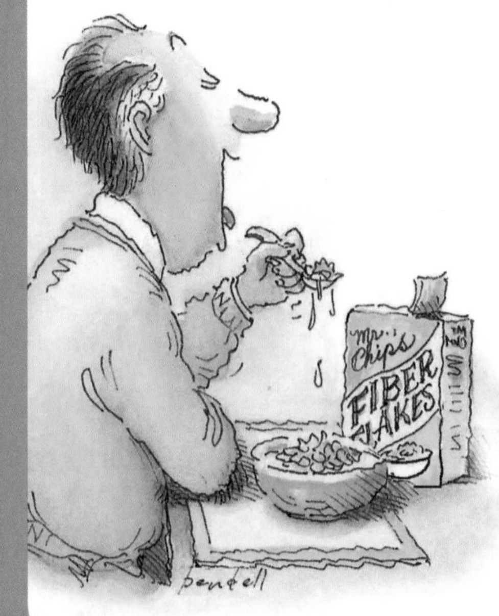

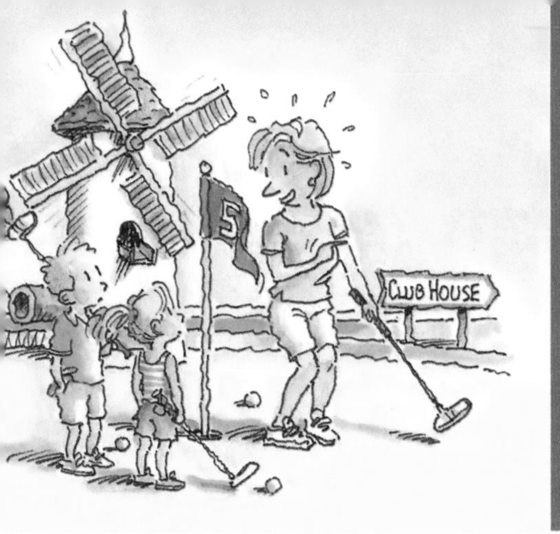

"Mis hijos no entienden por qué voy al baño tanto. Cuando salimos, tengo que suspender lo que están haciendo y llevarlos conmigo. Ellos preguntan '¿Por qué vas al baño otra vez? ¿Tienes que caminar tan rápido?' Sí, lo siento, ¡tengo que ir al baño! Esto afecta tu vida de muchas maneras".

Jennifer, edad: 32 años

¡¿Otra vez al baño?!

Las experiencias que se comparten en este libro son de pacientes reales. Si se identifica con una o más de éstas, s posible que tenga una condición médica llamada **Vejiga hiperactiva (VH).**

"Mi esposa estaba duchándose y yo necesitaba ir al baño. No pude aguantarme. Ella salió y yo tenía mojados mis pantalones. Solamente fue un poco de goteo, sin embargo, fue tan humillante. Uno trata de esconder cosas a las personas a las que ama porque no quiere que se sientan agobiados".

Tom, edad: 52 años

"Definitivamente es algo que debo considerar si estoy planificando hacer algo. Si voy a salir el fin de semana, sé que voy a empacar los protectores que utilizo en caso de fuga de orina, al igual que hago con un cepillo de dientes o la pasta. También bolsas de basura para ponerle doble empaque a los protectores como cortesía para cualquiera que saque la basura. Me preocupa el olor también".

Vickie, edad: 58 años

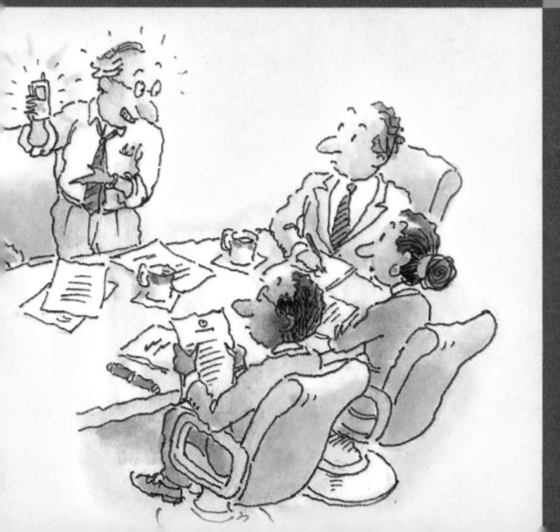

"Si estás sentado en un salón de conferencias, la primera vez que necesitas ir al baño puede no ser un problema, pero la segunda vez, uno se siente avergonzado. He dado excusas... A veces digo que tengo que hacer una llamada personal. No recuerdo si alguna vez he pedido que me manden un mensaje para devolver la llamada. Hay algunas cosas que las personas harían para encubrirlo".

John, edad: 64 años

¿Qué es una **vejiga hiperactiva?**

Si usted está leyendo este libro, usted o alguien a quien usted ama probablemente esté experimentando problemas de control urinario. Hay muchos tipos de trastornos urinarios; este libro se enfoca en la Vejiga hiperactiva o "VH". Es una condición que es inconveniente, puede ser vergonzosa y es potencialmente debilitante. ¡La buena noticia es que sí hay un tratamiento disponible!

Cuatro síntomas de VH

Usted puede experimentar de forma diaria uno o más de los síntomas que se describen a continuación, o sus síntomas pueden ir y venir de forma impredecible.

1 Deseo fuerte de orinar:
una necesidad repentina y agobiante de orinar inmediatamente. (Las personas que no padecen VH pueden suprimir el deseo y posponer la micción).

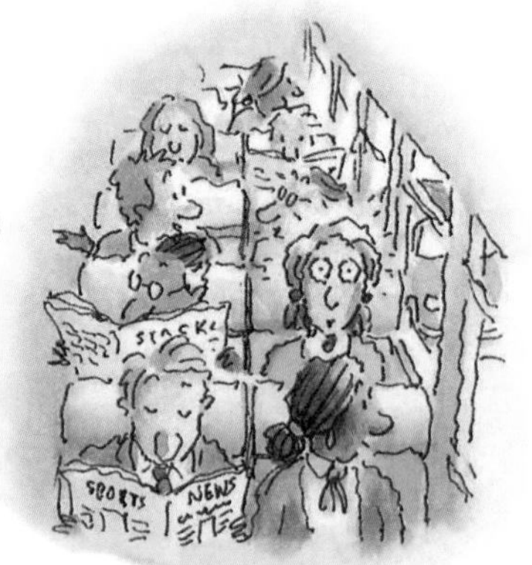

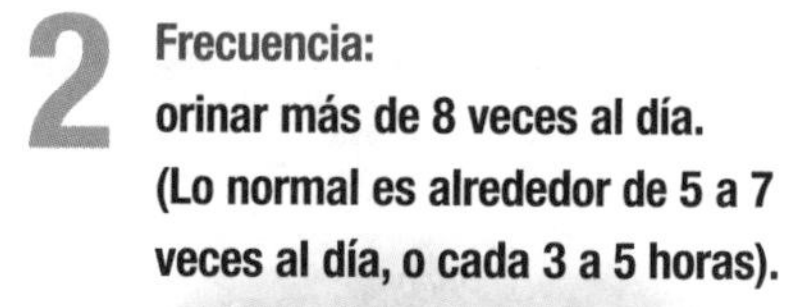

2 Frecuencia:
orinar más de 8 veces al día. (Lo normal es alrededor de 5 a 7 veces al día, o cada 3 a 5 horas).

3 Incontinencia del deseo:
fuga de orina (accidente de mojarse la ropa) que va después del deseo repentino. (La cantidad puede ser entre unas cuantas gotas hasta todo el contenido de la vejiga).

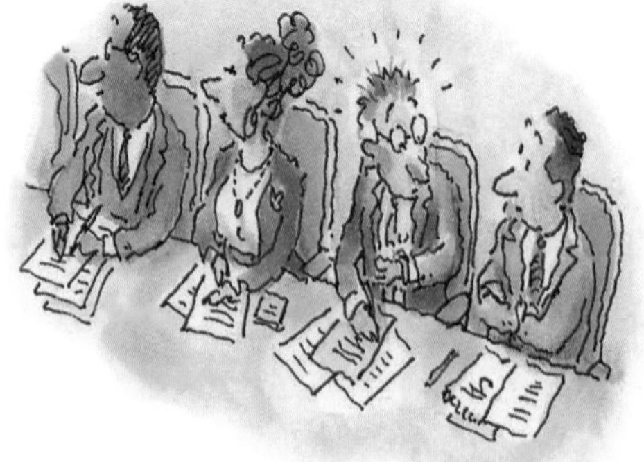

4 Nicturia:
levantarse 2 o más veces durante la noche para orinar. (La mayoría de personas puede dormir de 6 a 8 horas sin tener que orinar).

¡Usted no está solo!

La mayoría de personas ha experimentado un deseo severo (con o sin fuga de orina) por lo menos una vez en su vida. Pero cuando el deseo, la frecuencia o la fuga descontrolada se convierten en patrones problemáticos, el problema puede ser una vejiga hiperactiva. Usted podría sorprenderse al enterarse de que más de 17 millones de estadounidenses padecen de VH; ¡eso es más o menos 1 de cada 6 adultos! Afecta a hombres y mujeres por igual y a pesar de ser más común en los adultos mayores, la VH ataca a personas de todas las edades. Sin embargo, la vejiga hiperactiva no es una condición normal a ninguna edad.

La VH puede transformarle la vida a una persona. Pero según se lo explicará su médico (y este libro), no es algo con lo que tiene que vivir. Existen varias opciones de tratamiento y técnicas que puede aprender para controlar mejor su problema. El ochenta por ciento de los pacientes mejora con la terapia, sin importar cuál sea su edad. Así que existe una muy buena probabilidad de que pueda controlar sus condiciones y mejorar en gran medida su calidad de vida.

Este libro no pretende reemplazar a su médico. Él es el único que puede diagnosticar su condición y trabajar con usted para determinar el mejor plan de tratamiento. La información en estas páginas, sin embargo, le ayudará a entender mejor la VH y sus opciones de terapia y le hará sentirse más cómodo al discutir el tema con su proveedor médico y con sus seres queridos.

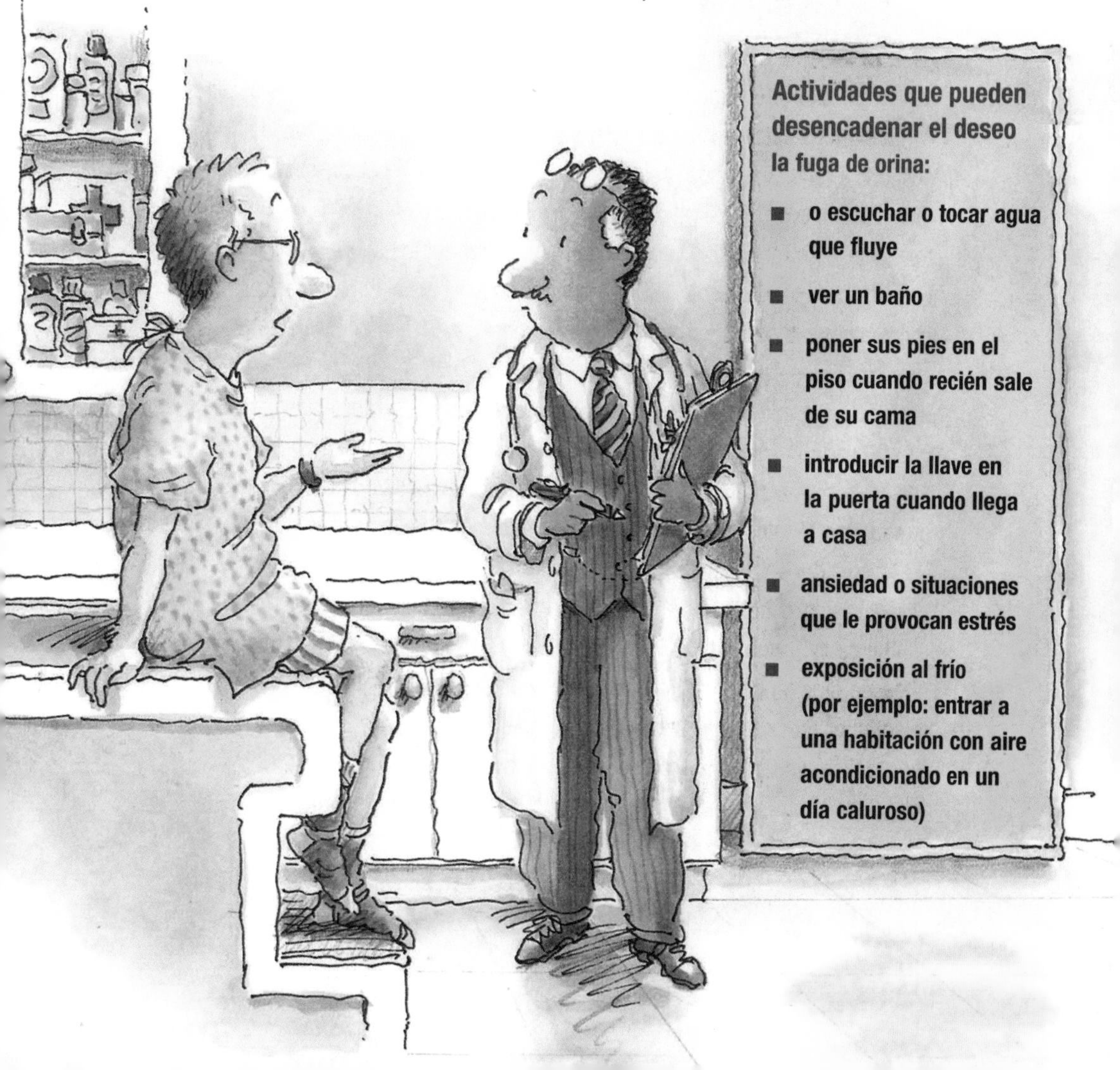

Molestias de una vejiga hiperactiva

La VH puede invadir todas las áreas de la vida: la rutina del **hogar** y las relaciones, la salud **física** y **psicológica,** la vida **social** y **sexual** y su **trabajo**. Sin tratamiento, los síntomas pueden iniciar como algo simplemente molesto, pero podrían deteriorarse en una condición severa.

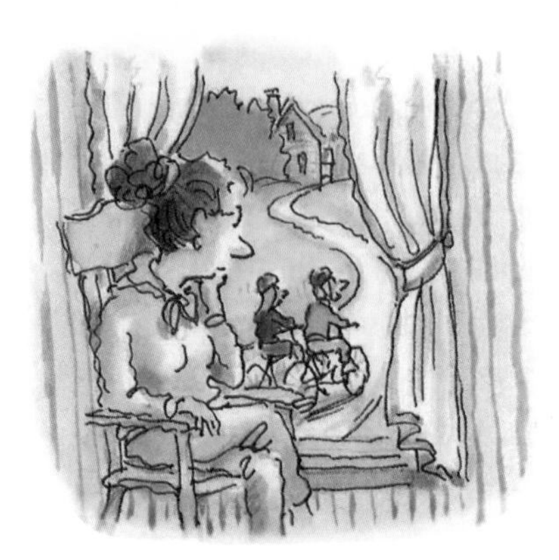

Limitaciones y complicaciones

Las personas con VH a menudo limitan sus vidas. Las rutinas diarias pueden volverse experiencias complicadas o hasta imposibles al tratar de planificar en torno a los síntomas de la VH. Salir de casa para hacer mandados o ejercitarse puede parecer muy arriesgado si existe probabilidad de quedarse atorado en largas filas en la caja o cuando los sanitarios no están al alcance. Sus síntomas pueden haberle obligado a renunciar a sus pasatiempos o actividades que había disfrutado toda su vida, como asistir al cine, a servicios religiosos o a eventos deportivos. Puede sentirse renuente a viajar en carro o a utilizar el transporte público, aún en distancias cortas desde su casa. Y de las vacaciones, ni hablar; ¡buscar constantemente sanitarios en lugares desconocidos no es nada relajante!

La VH generalmente causa que las personas sufran en el trabajo también. La productividad decae debido a las frecuentes interrupciones por pausas para ir al baño. El ausentismo aumenta con frecuencia (el temor por episodios de incontinencia hace que algunas personas se queden en casa; otros faltan al trabajo por problemas de salud relacionados con la VH).

Usted puede haber adoptado conductas indeseables o poco saludables para enfrentar y lidiar con su condición, como el "mapeo de baños" (buscar sanitarios de forma habitual de manera que esté preparado cuando le surja el deseo repentino) o limitar drásticamente el consumo de líquidos en un intento por reducir la frecuencia. (Esto puede resultar en otros problemas de la vejiga, según se explica en las páginas 30-31).

Si ha tenido accidentes en los que se ha mojado la ropa, probablemente ha tenido que sufrir inconveniencias adicionales. Es posible que restrinja su guardarropa a ropa oscura y floja, aún durante el verano, en un esfuerzo por ocultar señales de incontinencia o fuga de orina. Tal vez nunca salga de casa sin ropa de repuesto. ¡Puede parecer que la VH se ha apoderado de su vida!

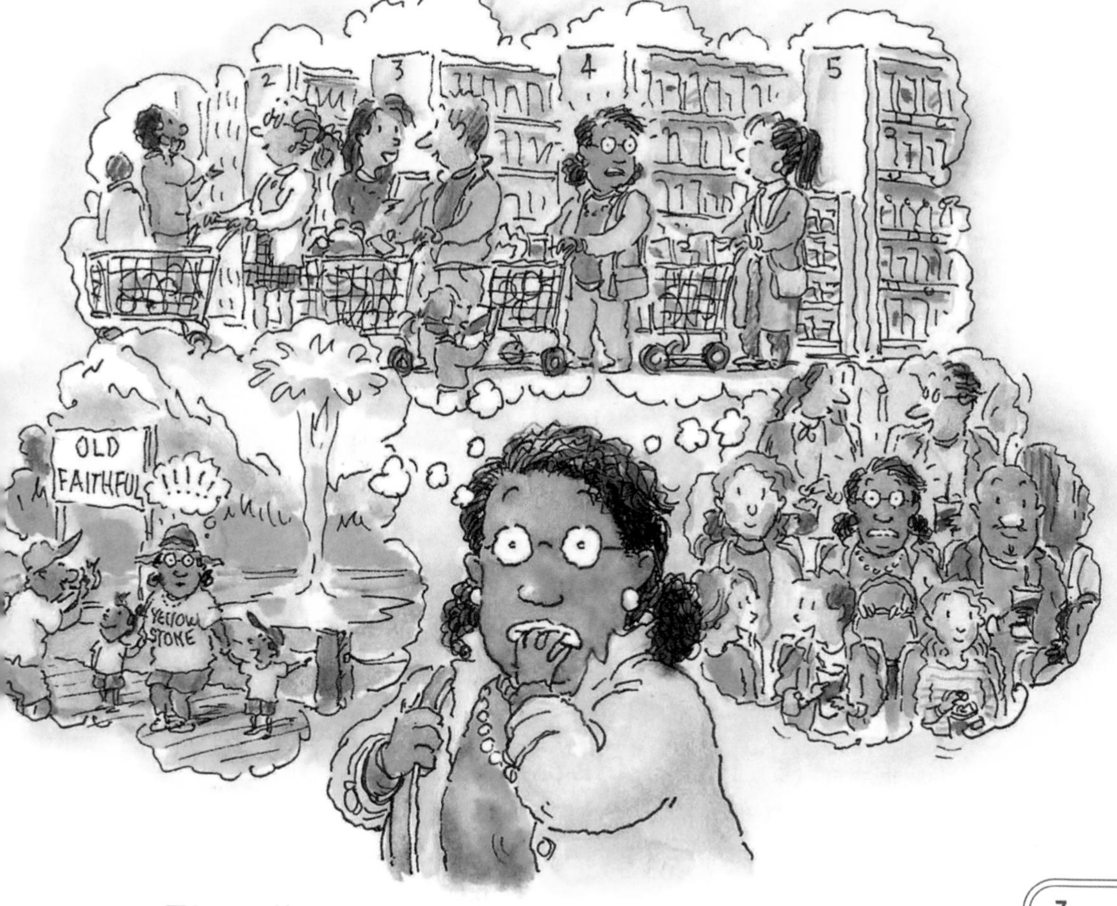

El daño emocional

La VH puede tener efectos psicológicos devastadores. Las personas a menudo experimentan ansiedad, vergüenza, baja autoestima y soledad a medida que se enfrentan con las molestias diarias de la VH o tratan de ocultar sus síntomas. Usted podría hallarse a sí mismo dando excusas o evitando tener interacción social, hasta alejarse completamente de sus amigos y familiares. Algunas personas sienten que han perdido la capacidad de socializar o comunicarse normalmente. El temor a la incontinencia durante la intimidad puede llevar a una disfunción sexual o evitar la intimidad por completo. Los despertares nocturnos frecuentes pueden causar que usted esté irritable durante el día y puede faltarle la energía y optimismo que alguna vez le ayudaron a superar crisis.

Las personas que experimentan la incontinencia como parte de sus síntomas de VH informan que tienen una calidad de vida muy baja. Temen que las demás personas detecten un olor a orina o se preocupan de que se les fugue orina hacia la ropa o los muebles. Si usted ha guardado su problema de VH como un secreto para las personas que están más cerca de usted (incluso su médico), no tiene ningún sistema de apoyo y puede sentir que no hay esperanza. A medida que su calidad de vida decae, la depresión y un sentido de aislamiento pueden apoderarse de usted.

Riesgos para la salud física

Se sabe que se desarrollan varios otros problemas de salud junto con la VH:

- Con frecuencia ocurren **caídas** y **fracturas** cuando las personas corren hacia el baño en medio de la noche; especialmente en personas de edad avanzada. (Si usted se levanta con frecuencia, pierde el equilibrio y corre por habitaciones oscuras, sus probabilidades de lesionarse aumentan).
- A veces es necesaria la **cirugía** para reparar fracturas en personas mayores, lo cual puede conducir a complicaciones médicas.
- La fuga frecuente de orina no sólo es incómoda, sino que también agrega humedad a la piel y cambios en la barrera protectora natural, promoviendo el crecimiento de bacterias. Esto causa **sarpullidos, problemas en la piel, infecciones en la piel** e **infecciones del tracto urinario.**
- La incontinencia es una causa principal de los ingresos en hogares para ancianos, en donde frecuentemente, **la salud física** y **mental** de los pacientes se **deteriora** aún más.

Con el tratamiento adecuado, la salud y calidad de vida en general mejoran. Así que no se demore en recibir ayuda para su condición o en discutir su preocupación con un familiar si sospecha que él o ella puedan estar luchando con los síntomas de la VH.

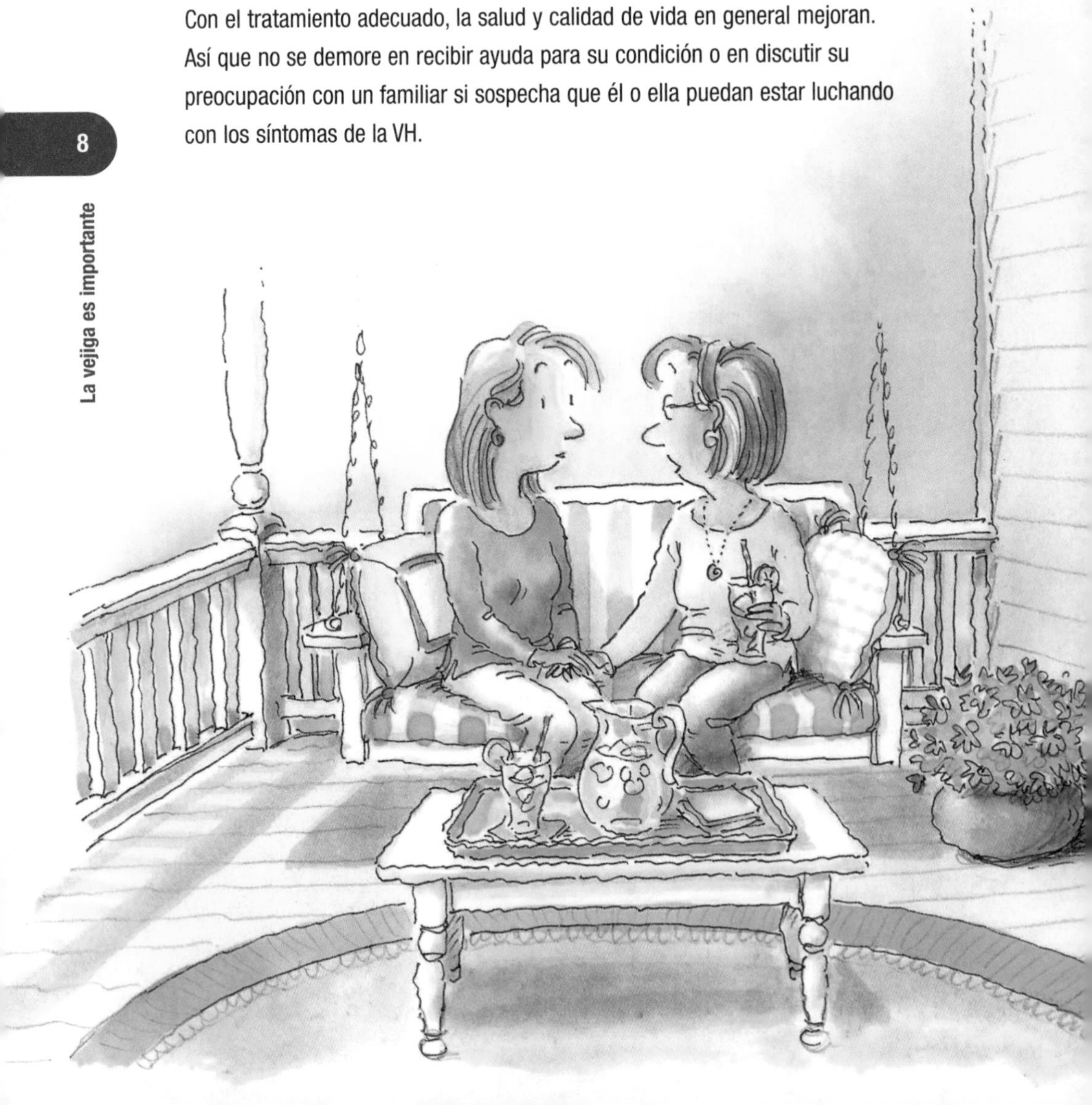

¿Cuál es la **demora?**

Desafortunadamente, la mayoría de personas con VH no reciben un diagnóstico ni tratamiento. Aquellos que sí consultan a un médico lo posponen un promedio de tres años antes de hacerlo y, únicamente buscan ayuda cuando su condición ya es intolerable. ¿Por qué, cuando los efectos son tan devastadores, las personas sufren tanto tiempo en silencio?

A mí también me daba vergüenza contárselo a mí médico.

En el pasado, las personas a menudo se sentían incómodas de hablar sobre problemas médicos que implicaran el sistema urinario. Los medios de comunicación han ayudado a eliminar este estigma, pero algunas personas aún se sienten con pena con respecto a los problemas de control de la vejiga.

No sabía que se pudiera hacer nada al respecto.

Muchas personas no se dan cuenta de que tienen síntomas de una condición médica real, o erróneamente creen que no existe un tratamiento. A menudo, el público mal interpreta la VH y existen muchos mitos, tales como que únicamente se trata de una parte inevitable de envejecer.

Yo tenía miedo de que mi médico me dijera que tenía que operarme.

El temor a que sus problemas solamente se puedan corregir por medio de cirugía hace que algunas personas no le mencionen sus síntomas a su médico. (Casi todos los pacientes pueden lograr una mejoría significativa si utilizan enfoques no quirúrgicos).

Pensé que solamente era temporal y que lo toleraría hasta que desapareciera.

Algunas personas con VH suponen que su condición se resolverá por sí sola.

Creo que mi padre está en negación, con temor a admitir que existe un problema.

Algunas personas no reconocen su condición porque se preocupan de que sean demasiada carga para sus seres queridos o de forma subconsciente temen que están llegando al final de su independencia.

No me di cuenta de cuánto había cambiado mi rutina y qué tan grande era el problema en el que esto se había convertido.

Cuando los problemas de la vejiga evolucionan lentamente, es posible que las personas no reconozcan el verdadero impacto que los síntomas de VH tienen en sus vidas.

¿Es éste **su caso?**

¿Aún no está seguro si encaja en el perfil de VH? Marque todos los enunciados que lo describen, luego comparta esta página con su médico en su próxima cita.

Marque todos los que apliquen en su caso.

Parecer ser que

- ❒ **siempre estoy yendo al baño.**
- ❒ **los líquidos me pasan de largo.**
- ❒ **los síntomas de mi vejiga han estado interrumpiendo mi vida.**

He sentido muchos deseos, repentinos y constantes de orinar

- ❒ **aunque recién haya ido al baño.**
- ❒ **aún después de beber solo una pequeña cantidad de líquido.**
- ❒ **pero algunas veces cuando voy, es solamente una pequeña cantidad.**
- ❒ **y algunas veces me preocupa que no llegaré a tiempo al baño.**

Evito ciertas actividades o ir a ciertos lugares

- ❒ **si no estoy seguro de que habrá un baño cerca.**
- ❒ **porque me daría pena si otras personas se dieran cuenta de mis viajes frecuentes al baño.**

Cada vez que estoy cerca de un baño, siempre voy

- ❒ **porque tengo miedo que me ocurra un accidente en el que me moje.**
- ❒ **sólo por si más tarde no esté cerca de uno cuando lo necesite.**

He experimentado cierta fuga de orina

- ❒ **sin sentir ninguna señal anticipada del deseo de ir.**
- ❒ **mientras duermo y algunas veces necesito cambiar mi ropa de dormir y las sábanas que están mojadas.**

Algunas veces

- ❒ **limito la cantidad de líquido que bebo para no tener que orinar con tanta frecuencia.**
- ❒ **utilizo protectores absorbentes o llevo ropa adicional cuando salgo de casa en caso de algún accidente en el que me moje.**
- ❒ **evito la actividad sexual porque tengo miedo de que pueda haber una fuga de orina.**
- ❒ **Me siento cansado durante el día por tener que levantarme con frecuencia durante la noche para orinar.**

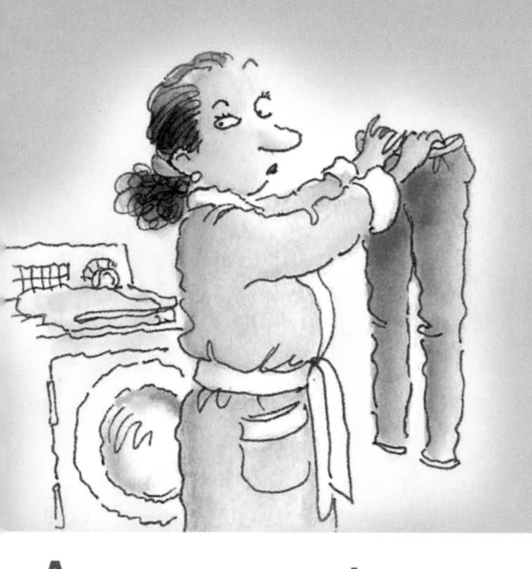

"Algunas veces he pensado que mi problema de la vejiga era simple nerviosismo, porque soy nerviosa por naturaleza y tal vez durante este año, me está afectando, manifestándose de esta manera. O tal vez los pantalones que uso son demasiado ajustados. Es divertido las excusas que uno da para tratar de protegerse de algo que está ocurriendo".

Debbie, edad: 42 años

Aspectos básicos **del cuerpo**

Conocer la forma en que funciona su cuerpo hace que sea más fácil discutir sus problemas de vejiga y el tratamiento con su médico y controlar así su VH.

"Mi propio esposo no cree que realmente sea un problema. Él piensa que estoy exagerándolo, pero no es eso lo que estoy haciendo. Él no se da cuenta de que el deseo simplemente llega, y cuando llega ¡tengo que ir al baño! Yo creo que él piensa que me retuerzo porque he aplazado ir al baño antes, que soy haragana".

Jennifer, edad: 32 años

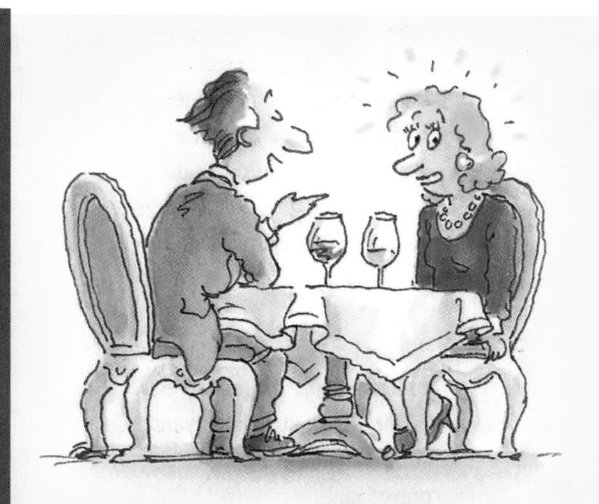

"Hablar sobre mis problemas de vejiga casi se siente como una admisión de falibilidad, de envejecimiento. También hay un poco de temor. ¿Qué podría ser? Ni siquiera sé qué lo causa".

Tom, edad: 52 años

"Creí que tener que ir con más frecuencia al baño era una parte normal de envejecer y que tenía que aprender a vivir con ello. Pero también tomo 12 pastillas al día, incluyendo mis vitaminas y no siempre me alimento correctamente, así que pensé si habría alguna conexión".

Clyde, edad: 74 años

Cómo funciona **el tracto urinario**

Cerebro, médula espinal y sistema nervioso: **coordinan varias funciones de la micción. Se envían mensajes de ida y vuelta entre el cerebro y la vejiga a través de su médula espinal y circuitos neurales. (Los nervios primero alertan a su cerebro que su vejiga está llegando a su capacidad, luego transportan las señales de vuelta a la vejiga para retener o dejar salir la orina).**

Riñones: **filtran su sangre, eliminando los productos de desecho y el exceso de agua. Sus dos riñones procesan un volumen de aproximadamente 40 galones de sangre cada día y producen alrededor de 1 1/2 cuartos de galón de orina (lo que es 95% agua y 5% desecho).**

Uréteres: **dos tubos que drenan continuamente la orina de sus riñones hacia su vejiga usando contracciones musculares y gravedad.**

Vejiga: **almacena la orina hasta que ésta es expulsada del cuerpo. La vejiga se expande como un globo a medida que se llena.**

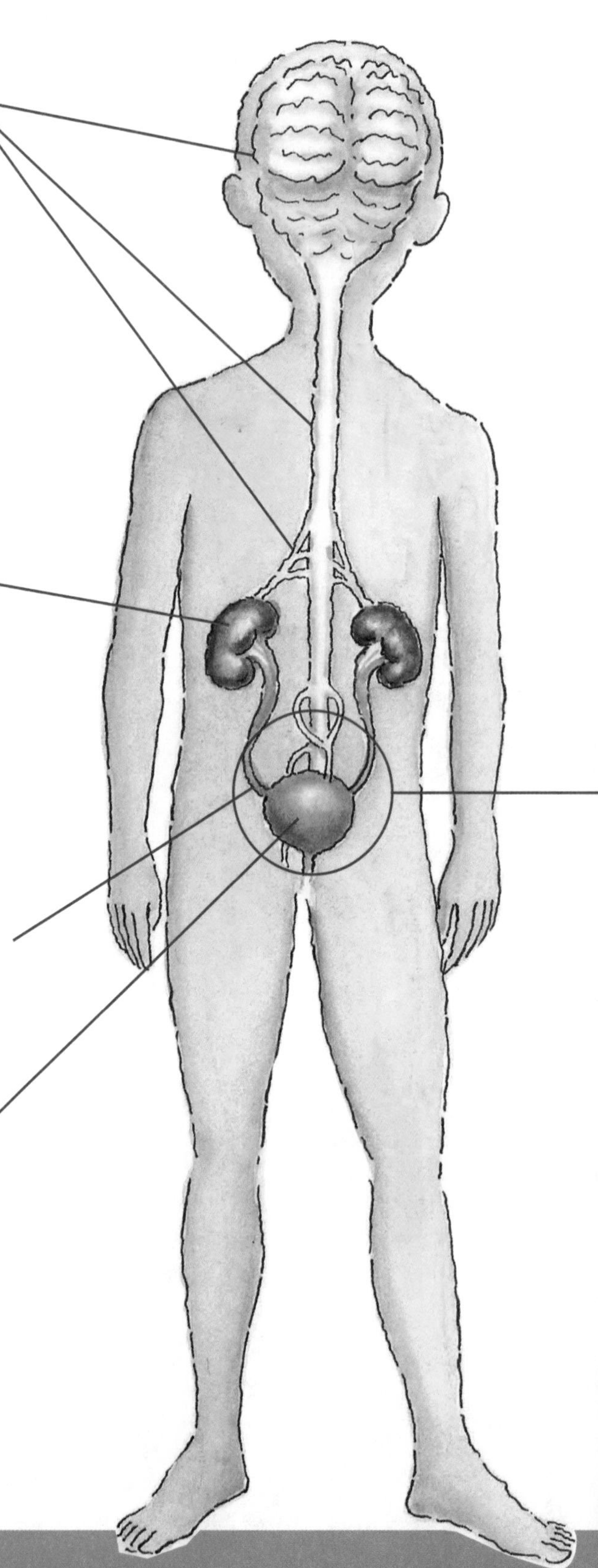

El tracto urinario es un sistema para eliminar desechos (orina) de su cuerpo. Para que el sistema haga su trabajo, los músculos y los nervios deben trabajar juntos.

Área genital masculina

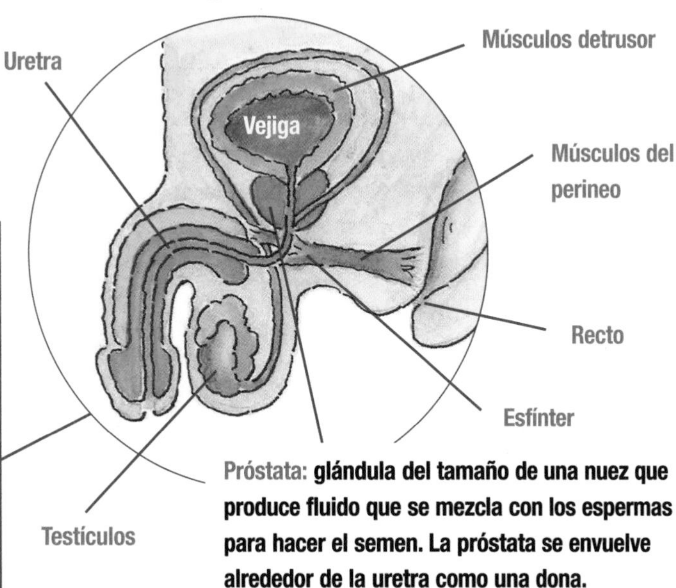

Próstata: glándula del tamaño de una nuez que produce fluido que se mezcla con los espermas para hacer el semen. La próstata se envuelve alrededor de la uretra como una dona.

Vlúsculo detrusor: ›oderoso músculo que está lentro de la pared de la ›ejiga. Se contrae durante la nicción para obligar a que a orina salga de la vejiga.

Jretra: tubo a través del ual la orina sale de la vejiga del cuerpo.

Vlúsculos del perineo: ›istema interconectado de núsculos que sostienen la ›ejiga, uretra, recto y vagina que ayudan a mantenerlos n su lugar.

Esfínter: sección de los núsculos del perineo que odea la uretra y controla l flujo de orina. Usted aprieta de forma consciente l esfínter para retener la ›rina, y lo relaja para orinar.

Área genital femenina

Ovarios: dos glándulas que producen estrógeno, una hormona que ayuda a mantener los músculos del perineo saludables, fuertes y elásticos.

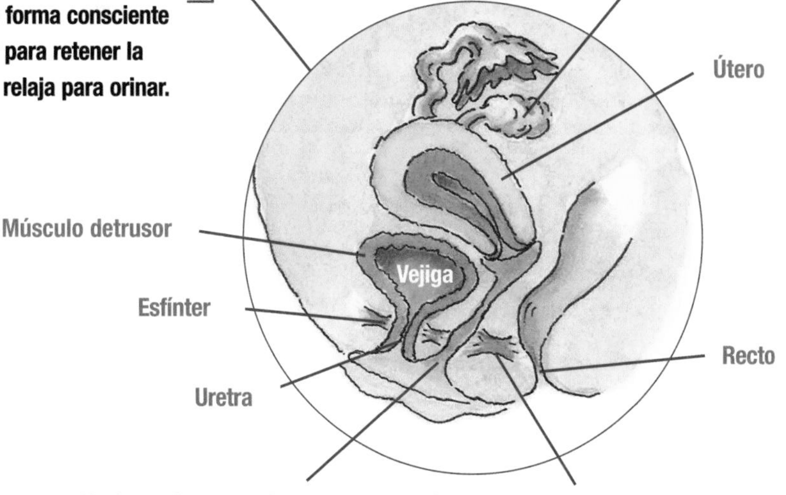

Vagina: tubo muscular que conecta el útero al exterior del cuerpo. Este canal también ayuda a proporcionar soporte para la vejiga y la uretra.

Micción normal: Un flujo natural

Normalmente, el acto de orinar no requiere de mucho pensamiento. Es una combinación de acciones musculares voluntarias (conscientes) e involuntarias (automáticas) que se coordinan para retener y liberar la orina.

Durante el curso de una cuantas horas, la vejiga se llena gradualmente de orina. El músculo detrusor se relaja, **permitiendo que la vejiga se expanda. El esfínter permanece bien apretado, manteniendo la orina dentro.**

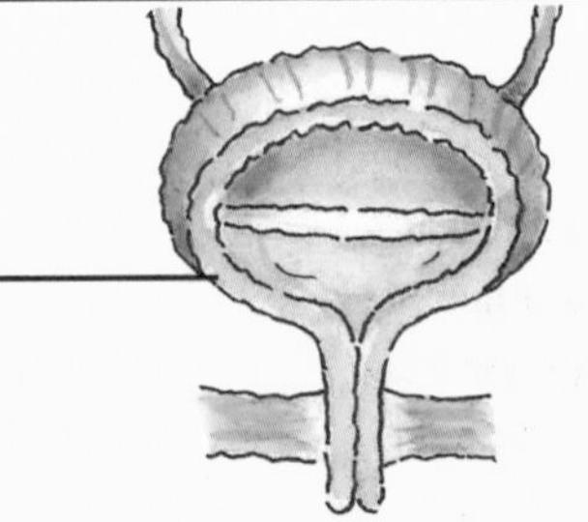

Cuando el volumen de la vejiga llega a 8-10 onzas de orina, los nervios **a lo largo de la vejiga** envían un mensaje al cerebro de que **la vejiga se está llenando. Esto desencadena el primer deseo de orinar. (Todo esto sucede de forma automática).**

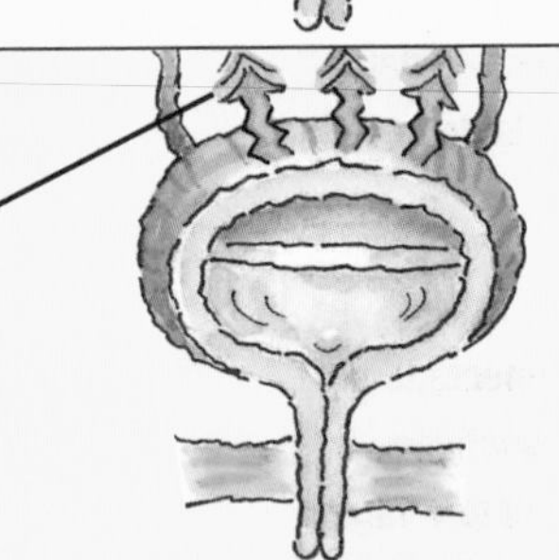

Las personas continentes pueden retrasar la micción si no es conveniente para ellas ir al baño. Ellas aprietan **conscientemente** su esfínter, **lo cual le indica a la vejiga que se relaje. La necesidad de orinar disminuye por un rato.**

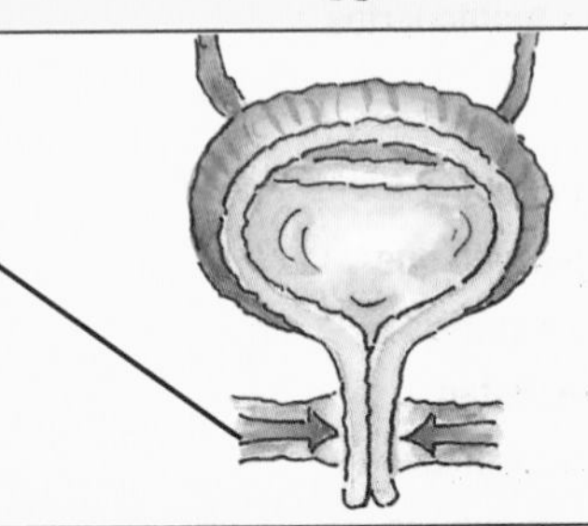

Debido a que la vejiga **aún no ha llegado a su capacidad máxima (de 12 a 16 onzas), puede continuar** llenándose y estrechándose **(Una vejiga "llena" puede expandirse para acomodar varias onzas más).**

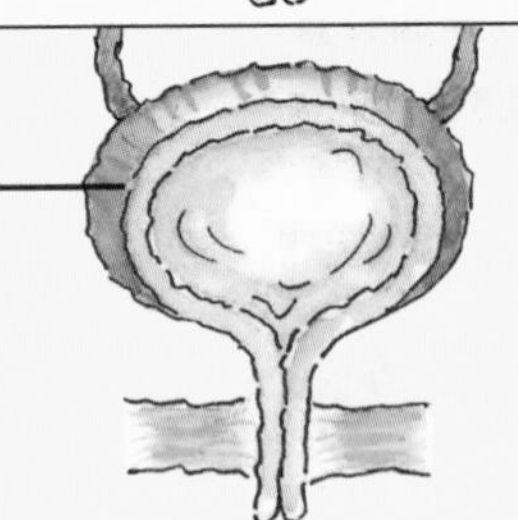

Cuando la persona decide que es el momento indicado para orinar, él o ella, relajan el esfínter **conscientemente. Esto hace que** el músculo detrusor **se contraiga,** lo que obliga a la orina a salir **de la vejiga.**

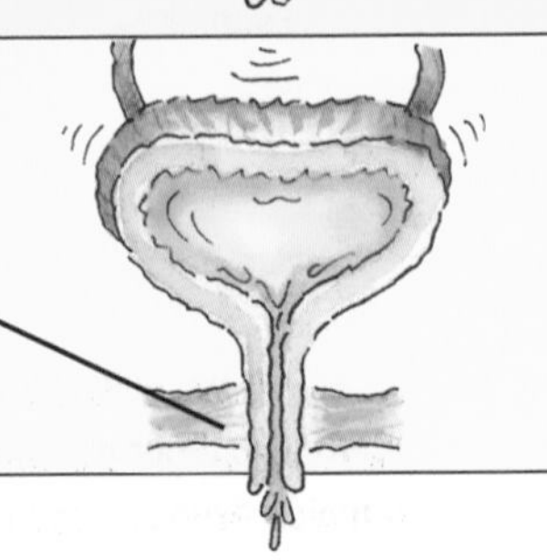

Vejiga hiperactiva: ¿cuál es el **problema?**

Una vejiga hiperactiva funciona tiempo extra, contrayéndose con más frecuencia de lo que debe y en momentos inapropiados. Los expertos saben *qué* es lo que está sucediendo en su cuerpo, pero no entienden plenamente *por qué* ocurre.

Contracciones incontrolables

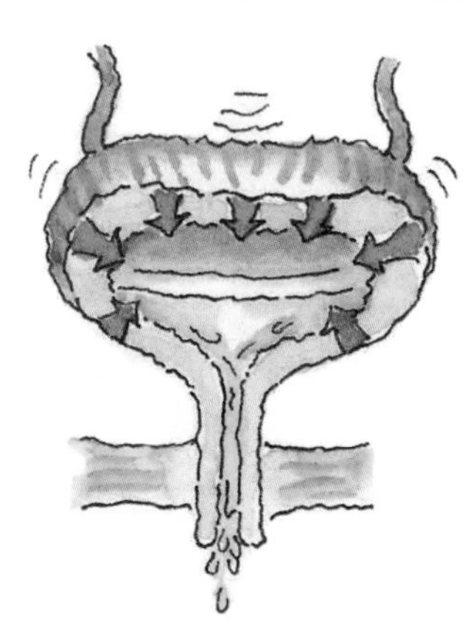

Las personas con VH tienen un músculo detrusorque se comprime

- **de repente** (sin advertencia)
- **erráticamente** (ya sea que la vejiga esté llena o no)
- **involuntariamente** (es difícil de controlar o detener)
- **más a menudo que lo normal** (produciendo necesidades frecuentes antes de que la vejiga esté llena)

¿Por qué se contrae la vejiga?
Si usted padece de VH, no está recibiendo mensajes graduales de advertencia de que su vejiga pronto necesitará vaciarse. En cambio, su músculo detrusor recibe señales incorrectas de su cerebro de contraerse de inmediato, a pesar de que es posible que su vejiga no esté llena. Cuando su vejiga se contrae, usted siente un deseo intenso de orinar (que es un mensaje nervioso que le indica que libere la orina). Si no puede eliminar las ganas de orinar o detener las contracciones antes de llegar al baño, sufre una fuga de orina.

¿Qué causa los mensajes inapropiados y las contracciones?
Algunas veces ocurren síntomas parecidos a la VH cuando las personas tienen problemas médicos que afectan los nervios o músculos de sus tractos urinarios. La comunicación adecuada entre el cerebro y la vejiga se interrumpe debido a una enfermedad o disfunción del sistema nervioso; o los músculos del perineo están débiles, dañados o anormales y no funcionan correctamente. Pero la VH "pura" no es el resultado de infecciones, enfermedad o lesiones; es un misterio por qué el cerebro envía demasiadas señales indicándole a la vejiga que se contraiga.

Factores que lo ponen **en riesgo**

Los expertos han identificado factores que producen síntomas de VH. Algunas veces las personas tienen otros problemas médicos (como infecciones) que causan síntomas temporales parecidos a la VH. (Cuando estos problemas se tratan, los síntomas mejoran). Es más probable que los factores permanentes (como el envejecimiento) produzcan VH "pura". ¿Cuáles de los factores de las páginas 16-20 pueden afectarle?

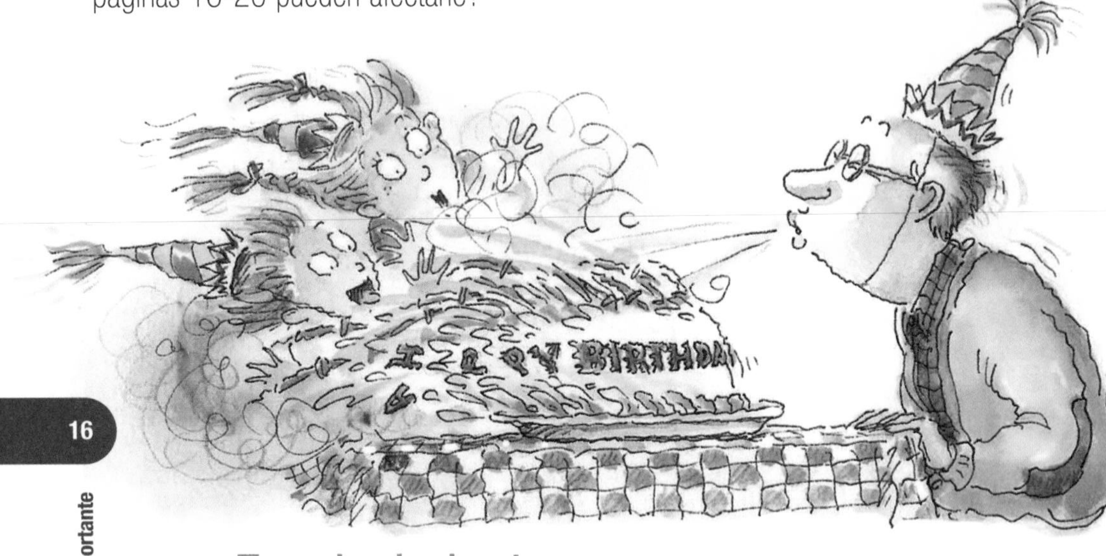

Envejecimiento

Más de la mitad de las personas con VH tienen más de 65 años de edad. A continuación mencionamos algunas razones de por qué los síntomas de VH a menudo llegan con la edad:

- Ocurren **cambios neurológicos** en el cerebro y en la columna vertebral a medida que el cuerpo envejece, y por ciertas enfermedades comunes entre las personas mayores. Estos cambios pueden reducir su capacidad para coordinar las contracciones de la vejiga y del esfínter durante la micción, o sentir que su vejiga necesita vaciarse.

- A lo largo de los años, **la gravedad** puede hacer que los órganos del perineo se caigan o se muevan (se desprendan). Esto puede llevar a una irritación de la vejiga o a un flujo de la orina obstruido, que puede causar el recrudecimiento de la VH.

- **Las infecciones del tracto urinario** aumentan entre las personas mayores debido a que tienen sistemas inmunológicos más débiles. La irritación e inflamación resultantes pueden disminuir la capacidad de su vejiga, causando espasmos del músculo detrusor (contracciones no deseadas).

Niveles de estrógeno cada vez más bajos

Las mujeres experimentan una caída significativa en la hormona del estrógeno después de la menopausia (cuando su menstruación se detiene de forma permanente). Sin suficientes cantidades de estrógeno, **los tejidos** de la vejiga, uretra y de los músculos del perineo se **atrofian**, volviéndose más delgados y secos. Esto puede debilitarlos y volverlos más susceptibles a irritación, lo cual puede conducir al deseo y frecuencia de la micción.

Embarazo y parto

Muchas veces, las mujeres reportan síntomas temporales de VH durante el embarazo. **El volumen de orina aumenta** debido a la sangre adicional que circula por el cuerpo de la madre, así que las mujeres embarazadas usualmente necesitan vaciar sus vejigas con más frecuencia, tanto de día como de noche. La fuga de orina también es común, especialmente durante el último trimestre, cuando el peso adicional presiona los músculos y nervios del perineo.

El parto vaginal causa trauma pélvico; presiona los nervios, los vasos sanguíneos, la vejiga y otros órganos pélvicos. Las episiotomías, el estiramiento y desgarre de los músculos y nervios pueden debilitar el perineo y esfínter y alterar las posiciones de los órganos pélvicos. Todo este trauma aumenta las probabilidades de que una mujer desarrolle una VH.

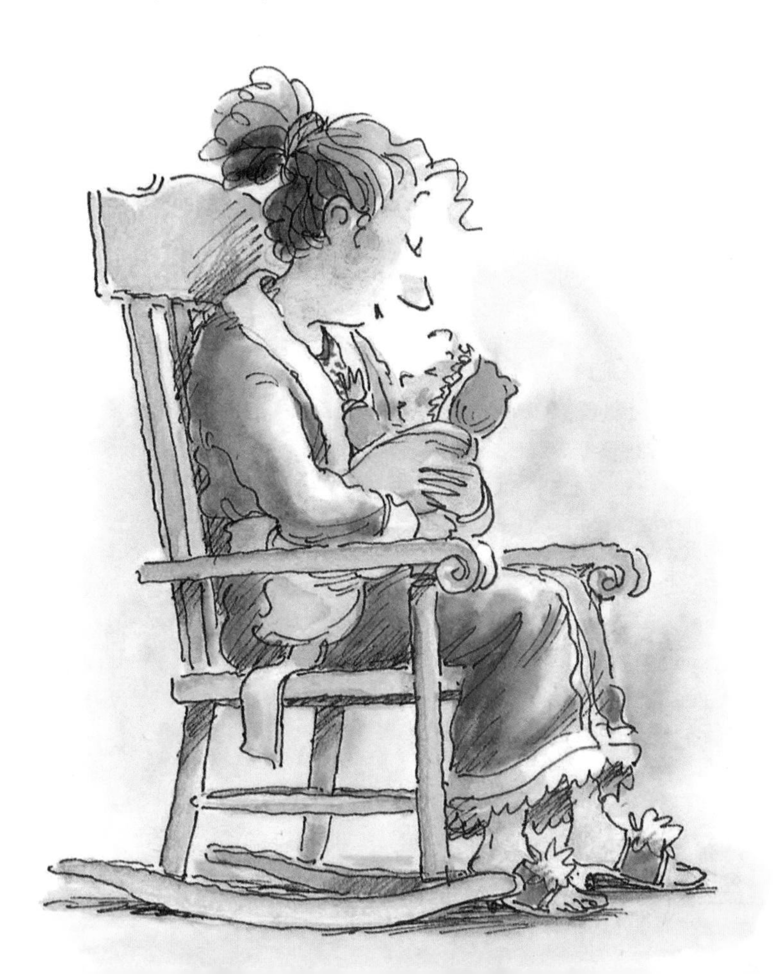

Medicamentos varios

Cientos de los medicamentos que hay actualmente en el mercado pueden causar el deseo y frecuencia de la micción como efectos secundarios. Mientras más medicamentos tome, tiene más probabilidades de experimentar síntomas similares a los de la VH. Los tipos de medicamentos que pueden producir estos síntomas incluyen

- **Diuréticos:** eliminan el exceso de agua del torrente sanguíneo, lo cual resulta en un incremento en el volumen de orina. (Los diuréticos se utilizan comúnmente para tratar hipertensión y enfermedades del corazón).

- **Sedantes, antidepresivos** y **analgésicos:** entorpecen los sentidos (incluyendo la sensación de la necesidad de orinar). Los antidepresivos también pueden interferir con los nervios que desencadenan las contracciones de la vejiga. Las medicinas que le ayudan dormir pueden ponerlo en un sueño tan profundo que usted podría no estar lo suficientemente alerta para sentir el deseo de orinar.

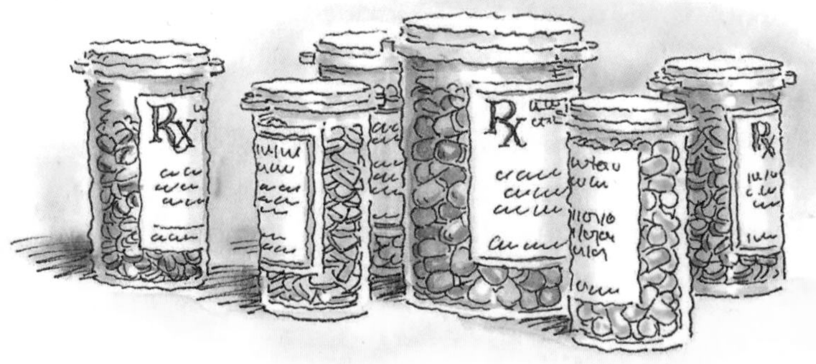

Enfermedades del sistema nervioso

- **Esclerosis múltiple (EM):** causa la pérdida intermitente de la coordinación y fuerza de los músculos. Las lesiones de la esclerosis múltiple en la médula espinal interrumpen los mensajes que viajan desde y hacia el cerebro. La sensación de la vejiga puede ir y venir a medida que la esclerosis múltiple surge y mengua, pero la frecuencia y la incontinencia urinaria con frecuencia persisten.

- **Enfermedad de Parkinson:** causa temblores musculares, rigidez y disfunción de la vejiga. Los músculos del esfínter pueden volverse tan débiles que resultan en una incontinencia urinaria y fecal. Los músculos rígidos también hacen que sea más difícil llegar a un baño.

- **Apoplejía:** ocurre cuando el flujo de sangre al cerebro se interrumpe debido a que un vaso sanguíneo se tapa o revienta. El área del cerebro que es afectada queda incapacitada y la parte de cuerpo que es controlada por esa área sufre debilidad o parálisis. La sensación o control de la vejiga pueden perderse.

- **Diabetes:** a pesar de no ser inicialmente una enfermedad neurológica, si no se trata, la diabetes puede llevar a un daño de los nervios de la vejiga, causando la pérdida de sensación y control de los músculos al orinar.

Cirugía pélvica anterior

Un efecto secundario desafortunado de la cirugía pélvica puede ser músculos, tejidos o nervios pélvicos debilitados o dañados. Los síntomas de VH pueden resultar de una histerectomía, prostatectomía, suspensión de la vejiga (reposicionamiento de la vejiga por medio de cirugía) o cirugías para tratar fibromas o cánceres pélvicos.

Radiación pélvica anterior

El tejido que recibió radiación se vuelve permanentemente más frágil. Así que si recibió un tratamiento de radiación en el área pélvica, es más propenso a tener problemas médicos que desencadenen síntomas de hiperactividad. Dichos problemas incluyen infección del tracto urinario, lesión de los órganos pélvicos por caídas, actividad sexual e incluso presión por "aguantar en exceso" (continuamente posponer demasiado, de 15 a 20 minutos, después de las ganas iniciales antes de orinar).

Hiperplasia prostática benigna (HPB)

La próstata de un hombre crece más de forma natural con la edad. En algunos casos, este crecimiento no canceroso (benigno) comprime la uretra y dificulta el paso de la orina. El músculo detrusor tiene que trabajar más para vaciar la vejiga. Esto puede desencadenar una sobreactividad.

Infección del tracto urinario (ITU)

Las bacterias en la orina causan infección. Esto puede irritar la pared de la vejiga, lo que puede causar que el músculo detrusor se contraiga cuando no debe. La incomodidad de una ITU también puede causar frecuencia. Las infecciones recurrentes pueden reducir el tono del esfínter, lo cual causa incontinencia. Su médico le recetará un antibiótico y una vez que se alivie su ITU, es posible que los síntomas parecidos a la VH desaparezcan también.

Cáncer de vejiga

Si actualmente usted padece, o ha recibido tratamiento para cáncer de la vejiga, los tejidos de su vejiga podrían estar irritados. Esto puede causar síntomas similares a la VH.

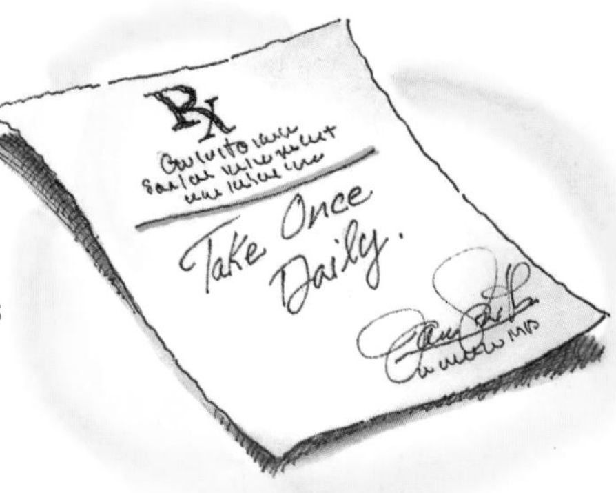

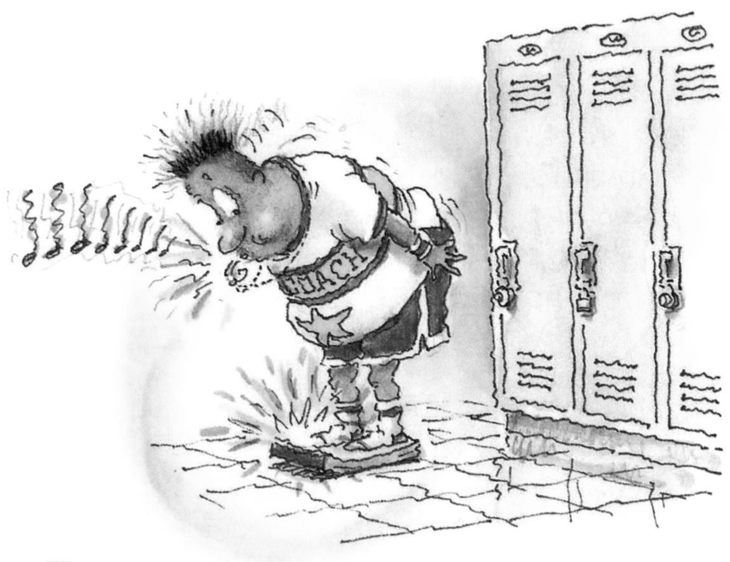

Tener sobrepeso

Cargar peso adicional, incluso sólo unas cuantas libras, aumenta **la presión** sobre su **vejiga.** La obesidad también puede reducir el flujo de sangre y **dañar las conexiones nerviosas** hacia la vejiga. Incluso un 5 a 10% de pérdida de peso (algunas veces, menos de 10 libras) puede liberar suficiente presión sobre la vejiga para que sus síntomas mejoren.

Ciertas ocupaciones

Ciertos tipos de trabajo hacen que una persona sea más propensa a la VH. Si está **de pie** todo el día, los años de esfuerzo gravitacional pueden hacer que los músculos de la pelvis se debiliten y pierdan vigor. Las personas que no pueden tomar descansos para ir al baño libremente con frecuencia **retienen** la orina, lo cual estira la vejiga más allá de su capacidad, causando que ésta pierda su elasticidad. Los maestros, enfermeras y oficiales de la policía a menudo se encuentran en estas circunstancias y pueden tener un mayor riesgo de padecer VH.

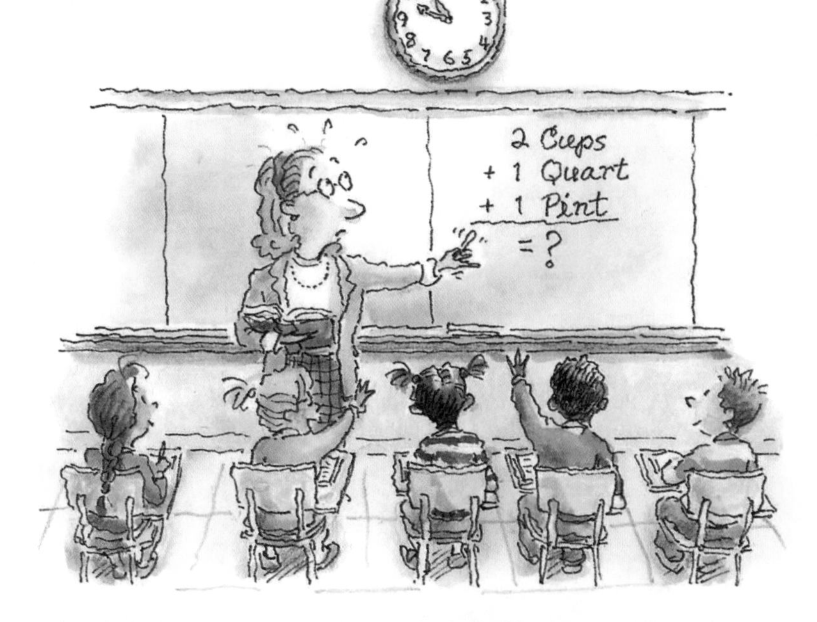

Trastornos **relacionados**

Es posible tener más de un problema del tracto urinario a la vez (incluyendo diferentes tipos de incontinencia). Su médico diagnosticará y tratará cada condición por separado.

Otras clases de incontinencia

Algunas personas experimentan fuga de orina durante la actividad física o con el uso repentino de la fuerza, por ejemplo cuando estornudan, tosen, se ríen, levantan algo, se ponen de pie o se sientan, hacen ejercicio o cambian de posición en la cama o durante la actividad sexual. A este tipo de incontinencia se le llama **Incontinencia por esfuerzo.** El movimiento hace presión (esfuerzo) sobre la vejiga, y si el esfínter está demasiado débil para retener la orina, ocurre una fuga.

Si usted experimenta síntomas de fuga durante el deseo repentino (debido a la VH) así como durante la actividad física, es posible que padezca de una condición mixta llamada **"Incontinencia mixta"**, la cual es muy común.

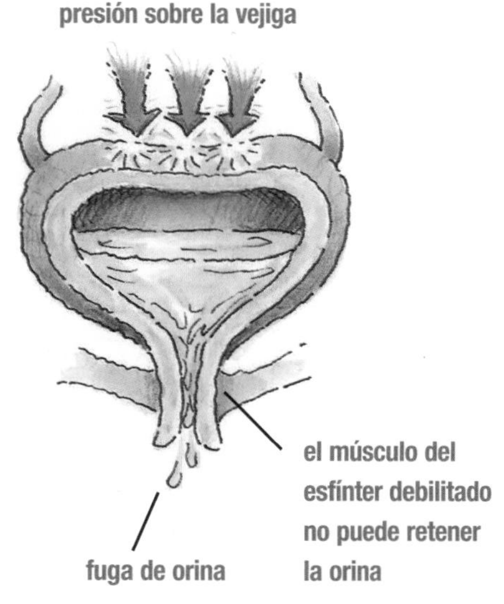

Otros síntomas y problemas

Infórmele a su proveedor de atención médica si tiene alguna de las siguientes quejas, que no son síntomas de la VH. Es posible que necesite pruebas adicionales para diagnosticar y tratar otros problemas médicos que pueda tener.

- Dolor pélvico o de la vejiga
- Ardor durante la micción
- Sangre en la orina
- Una sensación de que la vejiga no se vació por completo
- Vacilación (problema para iniciar el flujo de orina), goteo (puede orinar solamente por gotas), esfuerzo o incapacidad para orinar
- Dolor durante el contacto sexual

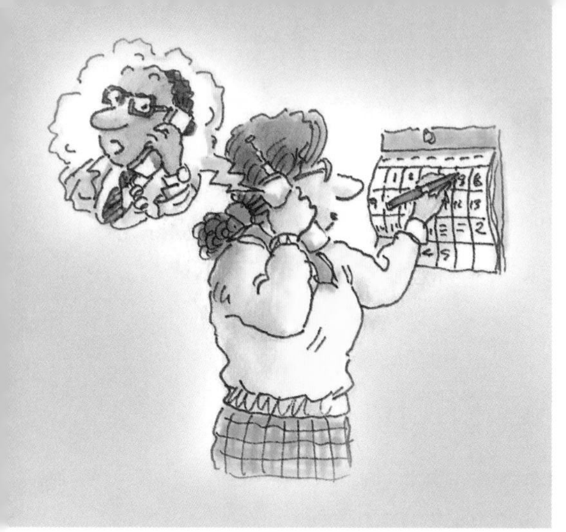

"Me tomó un año y medio decidirme hacer algo con mi problema de la vejiga. Al principio tenía vergüenza de preguntarle a mi médico al respecto, y no estaba segura de que hubiera algo que se pudiera hacer. Pero tenía que controlarse de alguna manera, y sí ayuda averiguar qué puede hacer uno para ayudarse a sí mismo".

Joan, edad 49 años

¡Tome **el control!**

Usted ha vivido con las complicaciones y limitaciones de la VH lo suficiente. Es hora de hacer algo y regresar a su vida normal. ¡Aquí es donde empieza la cura!

"Hay un sentimiento de vergüenza involucrado, así que no le conté a nadie ni le hablé a mis amigos al respecto. Finalmente le conté a mi médico debido a la fuga de orina. Ni siquiera es mucho, pero en general, el hecho que ocurra es vergonzoso y me asusta. No quiero que empeore nunca".

Nancy, edad: 45 años

"La primera receta médica que probé no pareció ayudar mucho, seguía yendo al baño con frecuencia. Así que le pregunté a mi médico si podía probar algo más. Solamente han pasado unas cuantas semanas, pero me he sentido más contenta con este nuevo medicamento. Hasta me fui en un viaje de 8 horas en auto con mi familia y no tuve que pedirles que hiciéramos paradas adicionales para poder ir al baño".

Marilyn, edad: 70 años

"Solamente quiero un poco de control. No quiero estar tan preocupada por mi vejiga, o preocuparme de dónde está el baño todo el tiempo. Quisiera algún día decir, 'han pasado 3 horas y he estado sentada en un churrasco, me tomé un té frío y ni siquiera he buscado el baño, porque no tuve el deseo'. ¡Perfecto!"

Myra, edad: 46 años

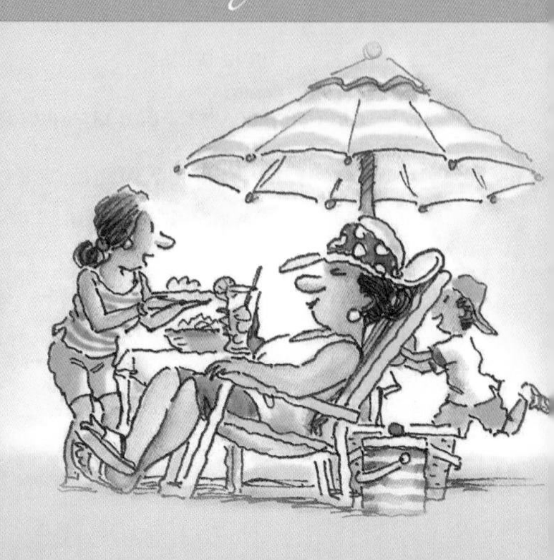

Cómo trabajar con sus **proveedores médicos**

Los médicos y enfermeras están ansiosos por ayudarle, ¡trabajen juntos como equipo! Su apertura y esfuerzo combinados con su orientación y apoyo serán la llave para un tratamiento exitoso.

¿Necesita un especialista?

Más y más médicos de atención primaria hacen preguntas sobre el control de la vejiga como parte de los exámenes de rutina. Si el suyo no lo hace, no dude en sacar el tema usted. Su médico general puede tratar su condición, o si es necesario él o ella lo referirán con un especialista. Los siguientes profesionales pueden diagnosticar y tratar la VH.

- Médico de atención primaria **(también llamado "médico de cabecera" o "médico general"): proporciona atención médica en general.**
- Internista **(también conocido como "especialista en medicina interna"); proporciona atención médica general para adultos.**
- Geriatra: **se especializa en el cuidado de pacientes que están envejeciendo.**
- Urólogo: **trata los tractos urinarios de hombres y mujeres y los sistemas reproductivos en los hombres.**
- Ginecólogo y obstetra (ginecobstetra): **se enfoca en los sistemas reproductivos de las mujeres y en el parto.**
- Uroginecólogo: **especialista en ginecología y obstetricia con capacitación adicional en los trastornos de la vejiga en mujeres.**
- Asistente del médico **o** enfermera registrada: **certificados para realizar exámenes y pruebas; pueden diagnosticar y recetar tratamiento y medicamentos; es posible que tengan una especialización en VH.**

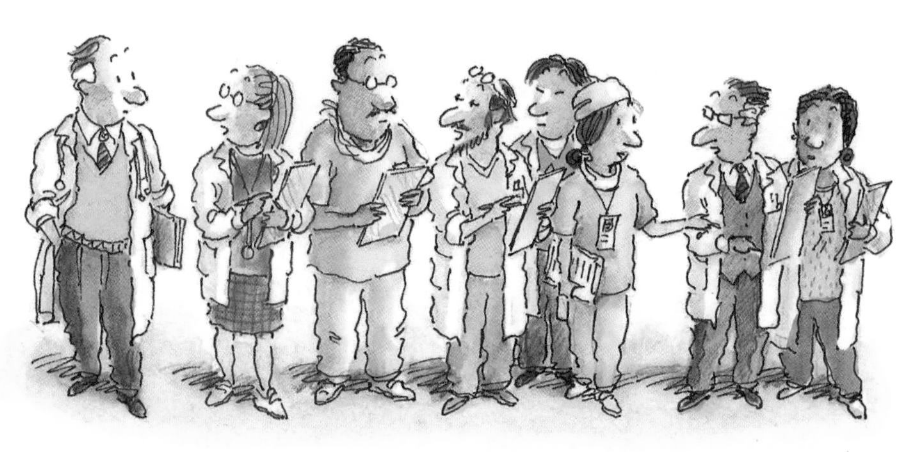

Cómo prepararse para su cita

Antes de reunirse con su médico por primera vez, es buena idea prepararse haciendo lo siguiente:

Complete la lista de verificación que aparece en la página 10 si no lo hizo ya. Esto le dará información a su médico en cuanto a los síntomas que está padeciendo.

Llene el Controlador de la vejiga (consulte las páginas 26-29). Le proporcionará información valiosa sobre la gravedad de su condición y qué puede ser lo que esté contribuyendo a la misma.

Anote sus síntomas, medicamentos que esté tomando y cualquier pregunta que tenga en las páginas 47-48 de manera que no se le olvide cubrir estos aspectos importantes durante su visita.

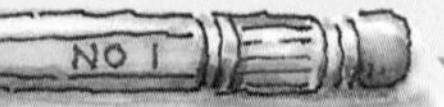

Plática con el médico

Para algunas personas, es difícil hablar sobre sus problemas de vejiga por primera vez, aún si es con su propio médico. Pero es el paso más importante que puede dar. Hasta ahora, es posible que haya estado tratando de controlar su VH por sí mismo, aguantándose los síntomas que ya no puede tolerar más. Con el tratamiento, usted puede vivir de una forma más normal y dejar de ser dominado por su vejiga. Si se siente incómodo discutiendo el tema al principio, recuerde: su VH no podrá comenzar a mejorar hasta que haya una discusión honesta. Así que haga su mejor esfuerzo por compartir los detalles que pudieran parecer privados. Y cuando tenga preguntas, ¡hágalas! Sus proveedores médicos están ahí para ayudarle en la forma que puedan.

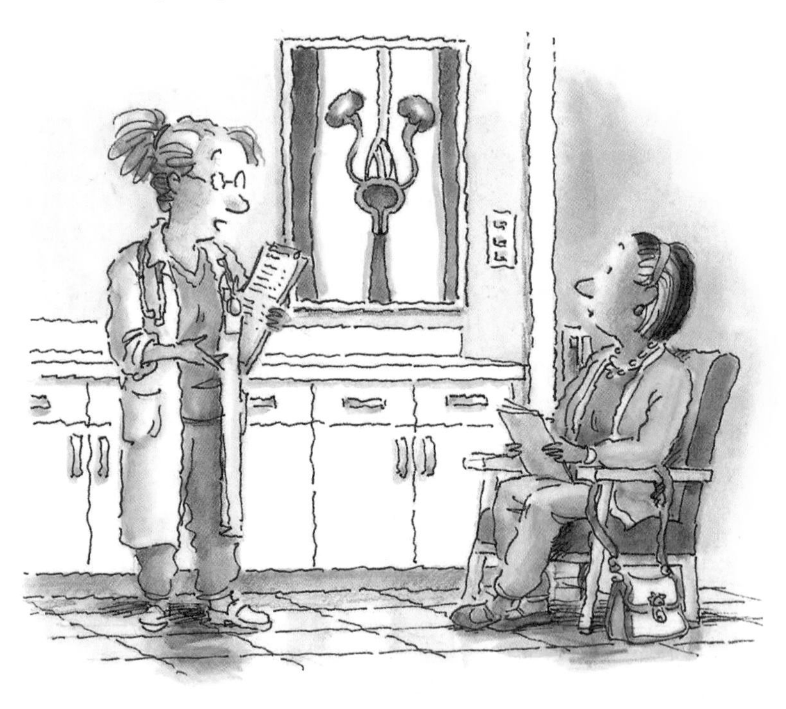

¿Cómo se diagnostica la VH?

Varias cosas le ayudarán a su proveedor médico a evaluar su VH. Aquí le informamos lo que cubrirán durante su primera visita.

Sus síntomas: **Se le pedirán detalles de cuándo iniciaron los síntomas, cuáles son los más molestos y si hay un momento del día en que ocurren con más frecuencia. También son importantes sus hábitos intestinales (tipo y frecuencia de los movimientos intestinales), cambios en la actividad sexual (abstinencia debido a su VH) y si está usando productos absorbentes.**

Historial médico: **Para una evaluación precisa de su salud actual, se le harán preguntas sobre su historial médico incluyendo algún tratamiento previo de la vejiga que haya recibido; cirugía pélvica, vaginal o de la próstata que le hayan realizado; detalles sobre embarazos, partos, lesiones o accidentes pélvicos; y cualquier medicina que esté tomando, incluyendo recetas médicas, vitaminas, suplementos a base de hierbas y medicamentos de venta libre, como laxantes o medicinas para ayudarle a dormir.**

Exámenes: **Su médico le hará un examen físico general y verificará si hay evidencia de condiciones neurológicas como esclerosis múltiple, apoplejía o trauma de la médula espinal, que afecten los nervios que conectan a la vejiga. Un examen abdominal también proporcionará información importante, junto con un examen pélvico (para las mujeres) o un examen de la próstata y genitales (para los hombres).**

Análisis urinario: **Se le pedirá que proporcione una muestra de orina, a la cual se le harán pruebas para detectar señales de infección u otros problemas de salud.**

Examen de sangre: **La frecuencia puede ser una señal de diabetes, así que su proveedor médico extraerá una pequeña muestra de sangre por medio de un pinchoncito en su dedo y le hará una prueba del nivel de azúcar en la sangre para descartar la diabetes.**

Es posible que su médico lo remita a un especialista para que le realicen las siguientes pruebas.

Ultrasonido: **Una pistola óptica que utiliza ondas de sonido de alta frecuencia para explorar la parte externa de su área abdominal. Produce una imagen (como la de rayos X) de su sistema urinario en una pantalla.**

Pruebas urodinámicas: **se introduce un tubo delgado (catéter) dentro de la uretra y vejiga y se coloca una pequeña sonda en el recto. El catéter se utiliza para llenar la vejiga con una solución estéril, mientras que la sonda toma medidas del músculo detrusor y de la función nerviosa. Este procedimiento podría causarle un poco de incomodidad, pero no es doloroso.**

Lleve un control de su vejiga

Un registro escrito de sus patrones diarios de micción le dará a su médico información sobre su VH, incluyendo la manera en que afecta su vida (sus rutinas, interacciones sociales e higiene personal) y cómo tratar su condición de la mejor manera.

Aspectos que contribuyen a su condición

Llevar un control de sus patrones de micción le da pistas sobre su VH y en rea lidad puede ayudarle a normalizar sus problemas de la vejiga. Cuando usted se enfoca en sus comportamientos, puede notar ciertos hábitos que contribuyen a su VH. Cambiar estos comportamientos puede ayudarle a reducir sus síntomas.

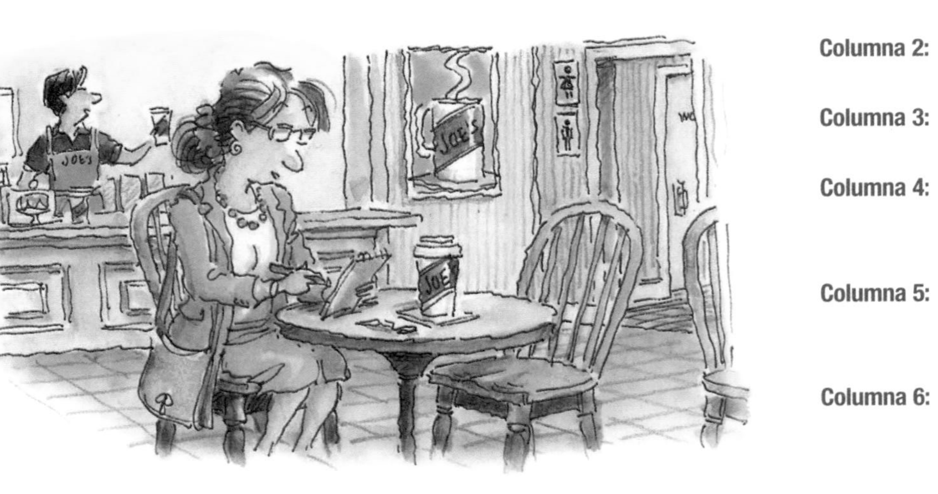

Cómo llenar su Controlador de la vejiga

Escriba la información en el Controlador de la vejiga durante 3 días y noches seguidas. Llene una tabla por cada día. Lleve este libro con usted si sale de su casa de manera que pueda registrar la actividad de su vejiga de inmediato y llevar un registro más preciso.

Columna 1: **Escriba lo que bebe durante cada período de tiempo (café, agua, gaseosas, etc.) y la cantidad aproximada.**

Columna 2: **Marque cada vez que orina durante el período de tiempo determinado (incluso si la cantidad es pequeña).**

Columna 3: **Anote cuando su necesidad sea lo suficientemente severa que tenga que correr al baño.**

Columna 4: **Los detalles en ésta pueden ayudarle a averiguar qué es lo que desencadena su necesidad de orinar (como lavar los platos o realizar tareas que requieren de esfuerzo).**

Columna 5: **Escriba si ha tenido algún accidente en el que se haya mojado la ropa y la cantidad (poca: unas cuantas gotas; mucha: haberse mojado hasta que pase a la ropa que lleva por fuera).**

Columna 6: **Los detalles en esta columna pueden ayudarle a determinar qué hace que tenga fuga de orina.**

Día 1

PERÍODO DE TIEMPO	¿Qué bebió y cuánto?	¿Cuántas veces fue al baño?	¿Cuántas veces tuvo que CORRER al baño?	Describa cualquier actividad que esto haya interrumpido	¿Cuántas veces tuvo fuga y qué cantidad?	¿Qué estaba haciendo al momento de la fuga?
6am-8am						
8am-10am						
10am-12pm						
12pm-2pm						
2pm-4pm						
4pm-6pm						
6pm-8pm						
8pm-10pm						
10pm-12am						
12am-2am						
2am-4am						
4am-6am						

(Este Controlador de la vejiga está basado en un diario desarrollado por el Centro nacional de intercambio de información de enfermedades urológicas y de los riñones (National Kidney and Urologic Diseases Information Clearinghouse)).

Día 2

PERÍODO DE TIEMPO	¿Qué bebió y cuánto?	¿Cuántas veces fue al baño?	¿Cuántas veces tuvo que CORRER al baño?	Describa cualquier actividad que esto haya interrumpido	¿Cuántas veces tuvo fuga y qué cantidad?	¿Qué estaba haciendo al momento de la fuga?
6am-8am						
8am-10am						
10am-12pm						
12pm-2pm						
2pm-4pm						
4pm-6pm						
6pm-8pm						
8pm-10pm						
10pm-12am						
12am-2am						
2am-4am						
4am-6am						

Día 3

PERÍODO DE TIEMPO	¿Qué bebió y cuánto?	¿Cuántas veces fue al baño?	¿Cuántas veces tuvo que CORRER al baño?	Describa cualquier actividad que esto haya interrumpido	¿Cuántas veces tuvo fuga y qué cantidad?	¿Qué estaba haciendo al momento de la fuga?
6am-8am						
8am-10am						
10am-12pm						
12pm-2pm						
2pm-4pm						
4pm-6pm						
6pm-8pm						
8pm-10pm						
10pm-12am						
12am-2am						
2am-4am						
4am-6am						

Terapia para la vejiga hiperactiva

A menudo, se necesita una combinación de una **modificación en el comportamiento** y **terapia con medicamentos** para reducir los síntomas de la VH. Juntos, es más probable que tengan éxito que en el caso en el que se utiliza solamente alguno de los dos. Las páginas 30 a la 37 explican las terapias recetadas más comúnmente.

Haga cambios en su estilo de vida

Los médicos por lo general sugieren hacer cambios en las conductas diarias como la primera opción de la terapia. Es posible que tenga que modificar lo que **bebe** y **come** (sugerencias en esta página y la opuesta), **perder el peso extra** o **dejar de fumar.** También es útil que **los adultos mayores se acuesten** por un período de 1 a 2 horas al día. (Esto permite que el líquido que se acumula en los tejidos inferiores fluya de vuelta hacia el torrente sanguíneo, de manera que los riñones producen más orina durante el día, reduciendo la producción durante la noche)

La relación con lo que usted bebe

Muchas personas con VH limitan por error su consumo de líquidos, deseando así, aliviar sus síntomas de VH. Pero beber menos de los 6 a 8 vasos de agua que se recomienda por día, en realidad puede *causar* problemas de la vejiga. Si usted no bebe suficientes líquidos, la orina se concentra, lo cual puede **irritar** su vejiga y causar el deseo y frecuencia para ir a orinar. (La orina concentrada es color amarillo oscuro y tiene un olor fuerte). La orina concentrada también crea un ambiente en el que las bacterias pueden formar colonias (o producirse en exceso), lo cual puede causar **infecciones del tracto urinario.** El bajo consumo de líquidos también puede resultar en **deshidratación,** lo cual es especialmente problemático para los adultos mayores en quienes el agua corporal total ha disminuido. Esto los pone en riesgo por otros problemas como **estreñimiento,** un efecto secundario aún más grave por no beber una cantidad adecuada. (Más información sobre el estreñimiento en la página opuesta).

Cómo y cuándo beber:

- **Beba de 6 a 8 vasos de líquidos cada día.**
- **Evite beber grandes cantidades de una sola vez, como con las comidas. (Esto llena la vejiga con más de lo que está acostumbrada a retener en un período de tiempo corto).**
- **Elimine el alcohol y todas las comidas y bebidas que contengan cafeína de su comida nocturna.**
- **Para reducir la nicturia (frecuencia durante la noche), beba la mayoría de líquidos durante la primera mitad del día y vaya reduciéndolo a medida que se acerca la noche.**

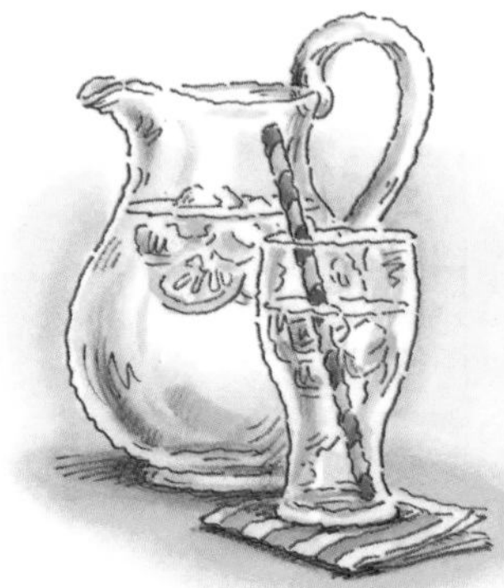

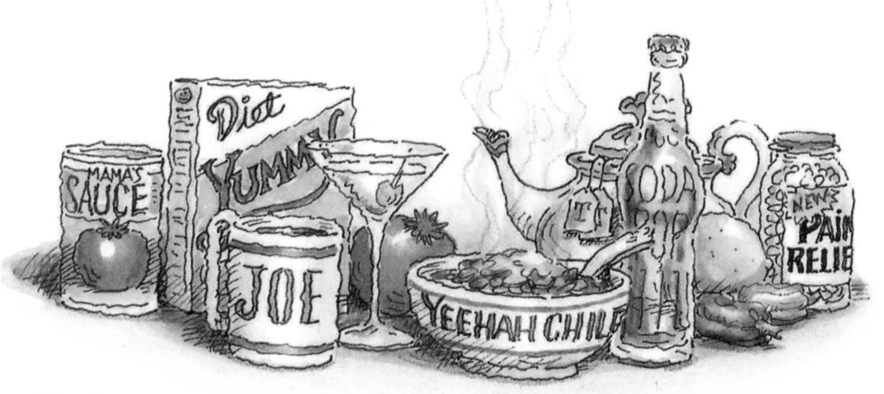

Modifique su dieta

Evite comidas y bebidas que puedan contener sustancias irritantes de la vejiga. La sustancia irritante más común es **la cafeína,** que se encuentra en el café, té, bebidas gaseosas, productos con sabor a chocolate y más de 1,000 medicamentos de venta libre. La cafeína actúa como un diurético, aumentando la producción de orina. Otros posibles alimentos que pueden contribuir a la VH incluyen: **bebidas carbonatadas, alimentos condimentados, ácido cítrico** y **productos a base de tomate,** productos de dieta que contienen edulcorante artificial **aspartame** y **alcohol** (un diurético, pero que también puede entorpecer la capacidad de las personas para darse cuenta de la necesidad de orinar).

Cómo prevenir el estreñimiento

Las personas con VH algunas veces experimentan estreñimiento (heces poco recuentes o difíciles de evacuar). El estreñimiento puede afectar la forma en que su vejiga almacena y vacía la orina. Las heces grandes y duras pueden ejercer presión sobre la vejiga, reduciendo su capacidad para retener la orina o empujando hacia el tracto urinario y obstruyendo la salida. Los músculos del perineo también se pueden debilitar por el esfuerzo constante y el paso de heces grandes.

Ayude a normalizar los movimientos intestinales bebiendo **suficientes líquidos,** especialmente agua. Coma alimentos altos en fibra (pan y cereales integrales, frutas y vegetales frescos). **Haga ejercicio** a diario, lo cual le ayudará a pasar los alimentos por su intestino. Y **nunca ignore el deseo** de tener una deposición. Indíquele a su médico sobre cualquier **medicamento** que esté tomando, ya que el estreñimiento puede ser un efecto secundario de varios medicamentos.

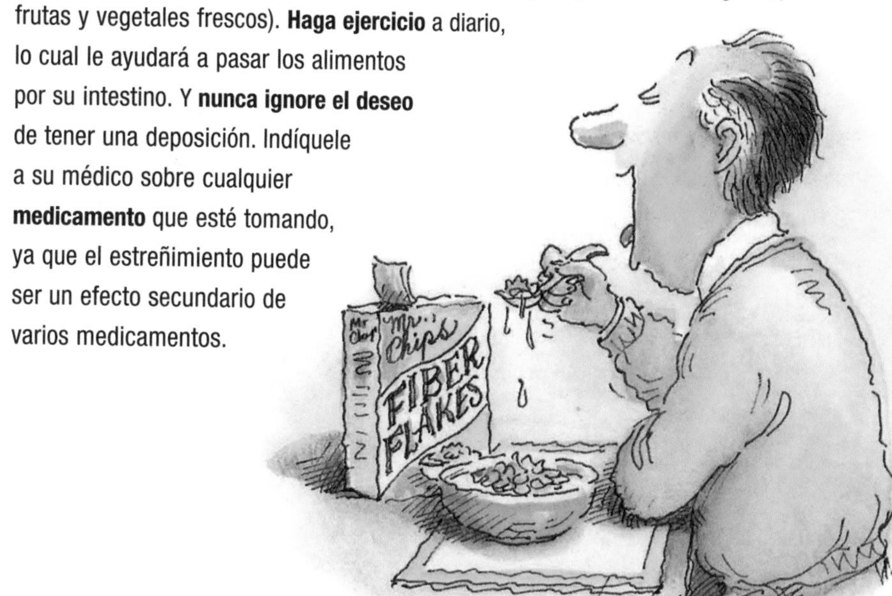

Vuelva a entrenar a su vejiga

Otra terapia que se receta a menudo para la VH es volver a entrenar a su vejiga (condicionar gradualmente a la vejiga para que retenga la orina por períodos más largos). Estas páginas también le enseñarán algunas técnicas para calmar el fuerte deseo de orinar que le da.

Un mensaje urgente; cómo responder

Cuando siente deseo de orinar, su cerebro ha recibido un mensaje de sus nervios que le indica que su vejiga necesita vaciarse. Pero recuerde, si padece de VH, ese mensaje puede estar incorrecto; es posible que su vejiga *no* esté llena. En realidad, es posible que solamente haya un pequeño volumen de orina en su vejiga. Así que trate de pensar en sus ganas como señales anticipadas de advertencia, no órdenes de ir de inmediato al baño.

Puede parecer que la única opción que tiene para aliviar la incomodidad del deseo es orinar. Y su reacción natural puede ser correr al baño en cuánto le siente el deseo. Pero esto es lo último que debe hacer porque los movimientos apresurados empujan la vejiga y aumentan la sensación de urgencia. Apresurarse puede incluso causar una contracción de la vejiga lo cual resulta en una fuga de orina.

La clave es recordar que el deseo normal de orinar sigue un patrón: **aumenta, alcanza un punto máximo, se apacigua** y eventualmente **se detiene**. El deseo intensa de la VH no se puede controlar solamente por medio de la fuerza de voluntad, pero los pasos para volver a entrenar a su vejiga le ayudarán a darle la condición para "anular" su deseo hasta que se apacigüe. Cuando usted sabe que el deseo normal de orinar se puede inhibir, obtendrá confianza, la cual, con la práctica, le ayudará a aguantarse el deseo de nuevo.

Vaya con el reloj

Es posible que usted haya tomado el hábito de orinar con frecuencia en un intento por evitar el deseo y los accidentes en los que se moja. **Un horario para orinar** puede ayudarle a romper este hábito por medio de un re-entrenamiento de su vejiga para que espere más tiempo y aguante más. Su médico le indicará que orine a horas establecidas, como por ejemplo, una vez cada hora, ya sea que usted sienta deseo o no. A medida que su vejiga puede tolerar retener más sin contraerse, el intervalo de tiempo entre la micción se aumenta gradualmente hasta que pueda retener orina durante 3 a 4 horas, un patrón más normal. (Si siente que los intervalos de tiempo necesitan ajustes en cualquier dirección, asegúrese de discutirlo con su médico).

Cómo suprimir el deseo

¿Qué sucede si siente deseo de ir antes de su tiempo programado para orinar? Siéntese, párese o acuéstese (lo que funcione mejor para usted) y use las técnicas a continuación para ayudarle a esperar hasta que le pase la sensación. No *todas* las técnicas funcionarán *siempre*, así que inténtelas en diferentes combinaciones. Y practique en casa antes de intentar en otra parte (tendrá menos presión, por lo que será más probable que tenga éxito y tendrá un juego de ropa adicional cerca en caso lo necesite).

Relajación: **No se asuste, la tensión incrementa el deseo. En cambio, enfóquese en relajar el área alrededor del perineo, como los músculos abdominales.**

Concentración: **Dirija su atención hacia otras sensaciones del cuerpo como respirar. Tome de 5 a 10 respiros lentos y profundos. Concéntrese en que sus pulmones se llenen y vacíen, en que su pecho se extienda y deshinche. Este ejercicio puede interferir con todos esos mensajes falsos de urgencia que su cerebro le está enviando.**

Contracciones rápidas: **Presione sus músculos del perineo rápida y vigorosamente de 5 a 10 veces seguidas. Las contracciones rápidas le indican a la vejiga que se relaje, y el deseo por lo regular cede. (Las páginas 34 y 35 ofrecen consejos sobre cómo ubicar y controlar los músculos de su perineo**

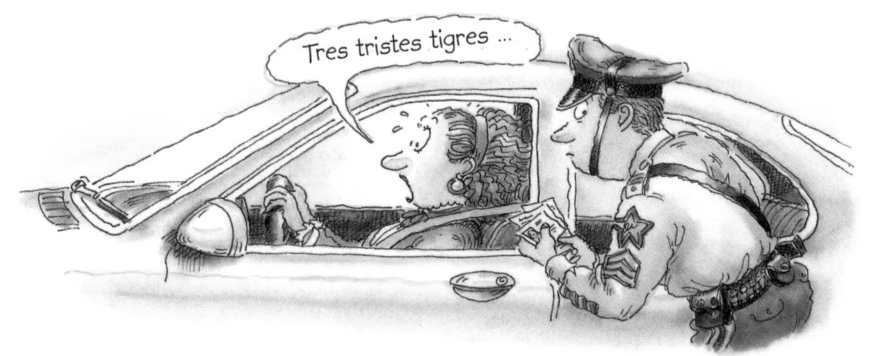

Distracción: **Haga juegos mentales para interrumpir los mensajes erróneos de urgencia que le envía su cerebro. Trate de recitar los meses en orden alfabético, deletrear nombres de amigos hacia atrás o sumar cantidades grandes.**

Auto-afirmaciones: **Crea en que va a lograrlo. Reconfórtese con declaraciones como "Estoy teniendo control", y "Mi cuerpo es fuerte. ¡Puedo esperar!" Como ha aprendido, su mente es una herramienta poderosa a su disposición.**

Llévese el paso usted mismo: **Una vez que haya disminuido el deseo, camine tranquilamente, no corra, hacia el baño, o trate de aguantar otros 10 minutos o más antes de ir**

Preocúpese por su vejiga

Volver a entrenar a su vejiga puede tomar 6 semanas o más. El éxito depende a menudo del esfuerzo y determinación del paciente. Es posible que ocurran altibajos, especialmente durante momentos de estrés, así que trate de seguir optimista. Siga diciéndose a sí mismo que lo logrará; una actitud positiva tiene más probabilidades de darle un resultado positivo.

Ejercite los músculos de su perineo

Estos ejercicios, también conocidos como ejercicios de "Kegel" (llamados así por el ginecólogo que los desarrolló), fortalecen los músculos del perineo y le ayudan a retener la orina por más tiempo. Unos músculos del perineo débiles pueden contribuir a la VH. Hacer varios apretones rápidos de estos músculos también pueden reducir el deseo de orinar y la fuga de orina al interrumpir los mensajes del cerebro que le dicen a su vejiga que se contraiga.

Un entrenamiento que vale la pena

Aprender los ejercicios de Kegel puede requerir de más concentración de la que pensaba al principio. Pero mientras más los haga, más fáciles serán. La mayoría de pacientes empieza a notar que sus síntomas de VH comienzan a mejorar en un plazo de un mes, pero usted no sentirá los efectos completos de unos músculos del perineo más fuertes sino hasta después de varios meses.

1. Para localizar sus músculos del perineo, **trate de detener e iniciar su flujo de orina a la mitad mientras orina. El músculo que controla esta acción, su esfínter urinario, es el que estará ejercitando. (Sin embargo, no haga los ejercicios de Kegel de forma regular mientras orina, ya que esto puede llevar a un vaciado disfuncional).**

2. Apriete este músculo durante 3 segundos, **luego relájelo por 3 segundos. Repita 10 veces. Haga un set de 10 apretones en tres posiciones distintas, sentado, de pie y acostado, de manera que pueda lograr el control sobre sus músculos del perineo en todas las posiciones. Si se cansa, descanse brevemente y luego vuelva a comenzar. Tres sets de 10 apretones le tomarán alrededor de 3 minutos para completar.**

3. Repita estos ejercicios por lo menos dos veces al día, todos los días. **Los ejercicios de Kegel se pueden hacer en cualquier momento: mientras se lava los dientes, mientras ve televisión, mientras espera en un semáforo o en una fila en el supermercado, mientras lee en la cama, aún mientras da una caminata. Elija unas cuantas actividades que realice todos los días y practique los ejercicios de Kegel en esos momentos. Haga de estos ejercicios parte de su vida diaria.**

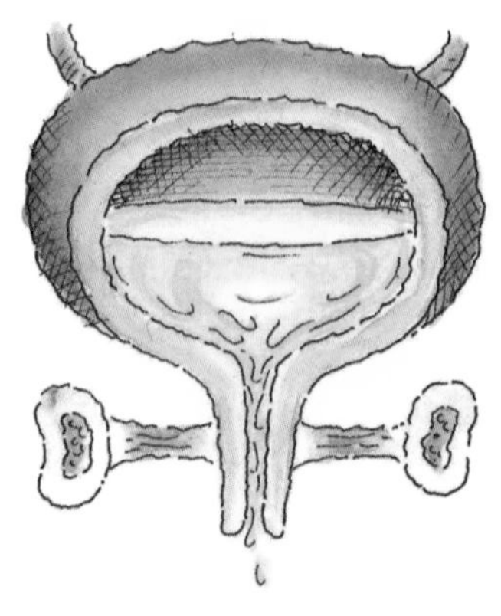

Unos músculos del perineo débiles y delgados pueden darle como resultado una fuga de orina.

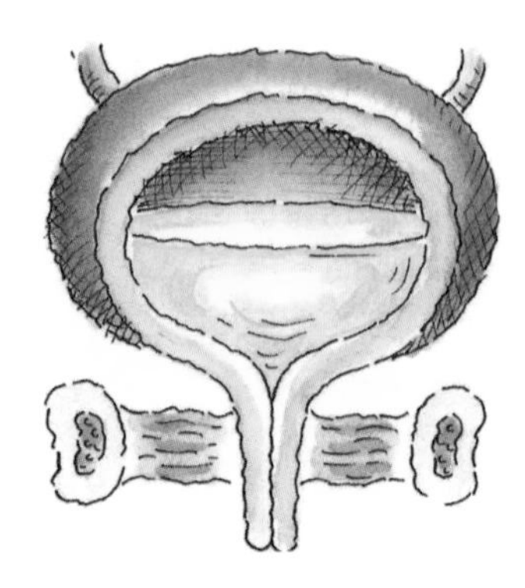

Luego de 3 meses de ejercicios, tendrá músculos del perineo más fuertes y gruesos. Se reducirá la fuga de orina.

¡Sólo hágalo (bien)!

El error más común que las personas cometen cuando aprenden los ejercicios de Kegel es contraer el músculo incorrecto. Cuando se hace correctamente, todos los demás músculos deben estar relajados. A continuación encontrará consejos para ayudarle a ejercitar los correctos.

- **Asegúrese de no estar apretando sus músculos abdominales al mismo tiempo. (Los músculos abdominales empujan la orina en vez de retenerla). Mientras aprieta los músculos de su perineo, coloque su mano sobre su abdomen para sentir si se aprieta.**
- **Si la parte de arriba de sus piernas se mueven mientras hace los ejercicios, está apretando sus muslos.**
- **Haga estos ejercicios mientras está sentado frente a un espejo. Si su cuerpo sube y baja mientras aprieta, está contrayendo sus glúteos.**
- **Si se da cuenta de que está aguantando la respiración mientras hace los ejercicios de Kegel, es posible que esté contrayendo los músculos de su pecho.**

Ayuda con los ejercicios de Kegel

Dependiendo de la gravedad de su condición, es posible que necesite ayuda para aprender o para realizar los ejercicios del músculo del perineo. Las siguientes terapias se pueden combinar con los ejercicios de Kegel para ayudarle.

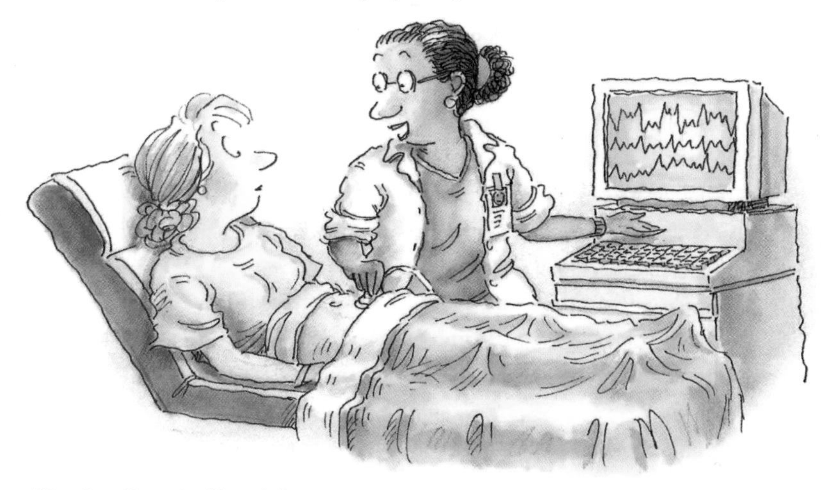

Bioretroalimentación: **si tiene problema para localizar o controlar los músculos de su perineo, se pueden colocar pequeños sensores en la vagina o recto y en el abdomen. Cuando aprieta los músculos correctos, cambian las luces o gráficas en una pantalla de computadora o suena un pito, dándole retroalimentación de cuando realiza los ejercicios correctamente.**

Simulación eléctrica: **si no ha podido contraer los músculos de su perineo por sí solo, se puede colocar un pequeño electrodo dentro de su vagina o recto para que ejercite los músculos por usted. El electrodo proporciona un impulso eléctrico, indoloro y de baja intensidad, que estimula sus músculos para que se contraigan. Sentirá una pequeña contracción de sus músculos. Luego de recibir unos cuantos tratamientos de estimulación eléctrica, estará más consciente de cómo contraer los músculos de su perineo y podrá estar listo para comenzar a ejercitarlos por sí solo.**

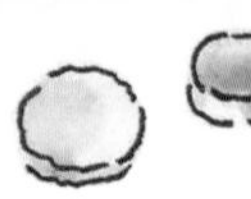

Uso de terapia con medicamentos

Hay varios medicamentos disponibles para tratar la VH. Ningún medicamento es el correcto para todos y cada uno tiene sus ventajas y desventajas. Trabaje con su proveedor médico para determinar cuál es el mejor para usted. A pesar de que los medicamentos por lo general reducen los síntomas de VH, no existe una cura real. El deseo, la frecuencia y las fugas accidentales no se pueden eliminar por completo. Sin embargo, las recetas médicas para la VH a menudo mejoran significativamente la calidad de vida del paciente.

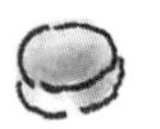
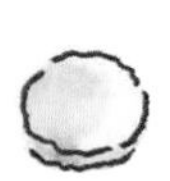
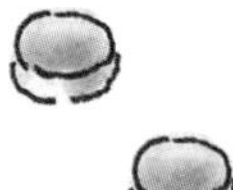

Una receta médica para el alivio

La clase de medicamentos que se receta más comúnmente (**anticolinérgicos** o **antimuscarínicos**) funciona relajando la vejiga. (Estos previenen los espasmos de la vejiga al bloquear las señales que le indican al músculo detrusor que se contraiga involuntariamente). Estos medicamentos hacen que tenga deseos más normales y permiten que la vejiga retenga más orina, lo que significa que las visitas al baño no son tan frecuentes y normalmente las fugas de orina accidentales se reducen.

Sin embargo, como con la mayoría de medicamentos, las medicinas para la VH no atacan un sólo órgano, también se relajan otros órganos. Esto puede ocasionar ciertos efectos secundarios no deseados, pero por lo general son menores y se pueden controlar por medio del uso de los consejos que se explican a continuación. Los efectos secundarios más comunes son:

- **Boca seca: debido a una menor producción en las glándulas salivares. Continúe bebiendo la cantidad diaria recomendada de líquido: seis a ocho vasos de 8 onzas de agua. (Un poco más, o menos, puede agravar su VH. La página 30 explica la importancia del consumo adecuado de líquidos). Masticar chicle o chupar pedacitos de hielo o dulces duros también pueden calmar su sed.**

- **Estreñimiento: resulta de un intestino que funciona más lento y se "acumula". Consulte las sugerencias en la página 31 para ayudar a combatir este efecto secundario.**

- **Ojos secos o visión borrosa: causada por glándulas del lagrimal que han disminuido la producción. Las gotas para los ojos pueden ayudar a lubricarlos hasta que pueda reducir su medicamento. Si su visión se ve comprometida, consulte a su médico.**

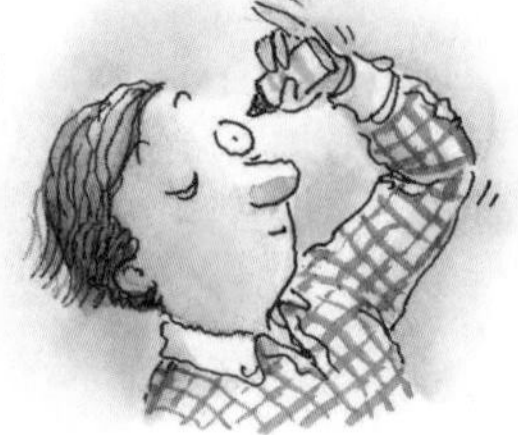

- **Retención urinaria: (es raro, pero puede ocurrir cuando se desarrolla la VH junto con un agrandamiento de la próstata). El medicamento puede relajar la vejiga de tal manera que no se vacía lo suficiente (y se siente constantemente llena). Los médicos descontinúan su medicamento y usan un catéter para drenar su vejiga hasta que pase el efecto del medicamento.**

Lo que SÍ se puede y NO se puede con los medicamentos

A continuación encontrará algunos SÍ y NO que debe tomar en cuenta cuando inicie su terapia con medicamentos.

SÍ llame a su médico si experimenta un efecto secundario. **A menudo es posible reducir o eliminar un efecto secundario si cambia la dosis de su medicamento o se trata el efecto secundario en sí. NO deje de tomar su receta sin hablar primero con su médico acerca de cualquier preocupación.**

SÍ trate de ser paciente **si necesita probar más de un medicamento o dosis para averiguar cuál es la que mejor funciona para usted. Esto puede tomar algún tiempo, ya que el período de prueba para cada receta no se puede apresurar y la respuesta de cada persona es distinta. Así que SÍ siga con ella.**

NO espere que la terapia con medicamentos tenga un efecto instantáneo. **Con algunos medicamentos, es posible que vea una mejoría de sus síntomas durante la primera semana o dos, aunque puede tomar varias semanas o meses para llegar al beneficio máximo. SÍ recuerde que su VH no comenzó de un día para otra, así que el alivio tampoco.**

SÍ continúe practicando sus terapias **de conducta mientras trabaja en el tratamiento con medicamento: controle su consumo de alimentos y líquidos, practique el re-entrenamiento de su vejiga y los ejercicios de Kegel y lleve un registro de su progreso al llenar los Controladores de la vejiga.**

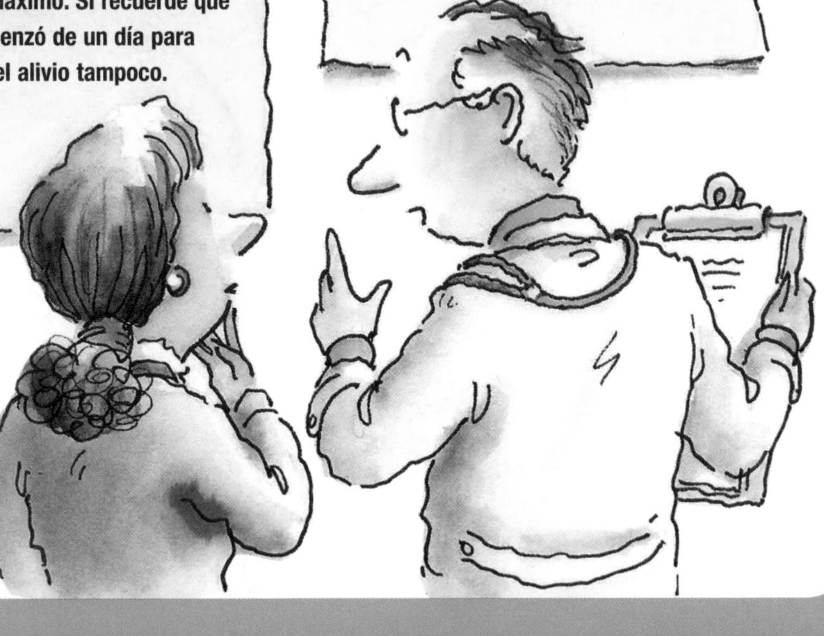

Lleve un control de su **progreso**

Puntos de control en el calendario

Ahora que está haciendo algo al respecto de sus síntomas, es buena idea revisarlos de vez en cuando para ver cómo va mejorando. Elija un día a la semana o una fecha especial del mes y llene el Controlador de la vejiga en esa fecha. Compare su progreso semana a semana, mes a mes. Lleve estos registros a las citas con su médico y comparta los resultados, tanto su avance como cualquier altibajo.

Para que tenga varias tablas para uso en el futuro, saque varias fotocopias del Controlador de la vejiga en la página opuesta antes de llenarla. (La mitad de abajo de la tabla está sombreada para recordarle beber la mayor cantidad de líquidos antes de las 6:00 p.m. de cada día).

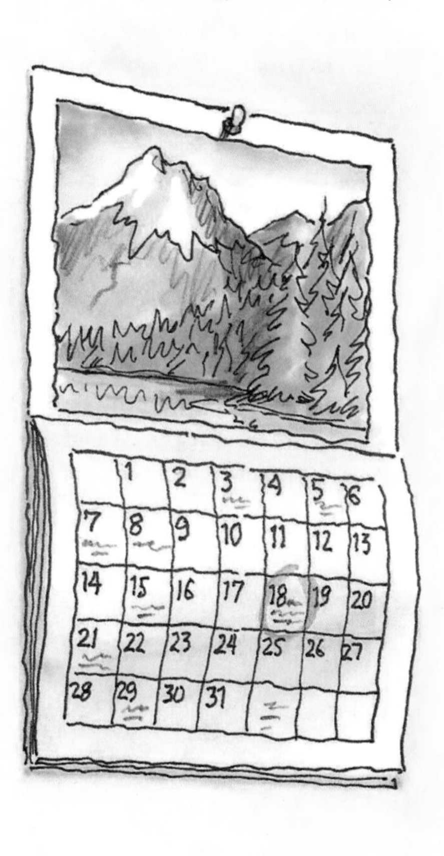

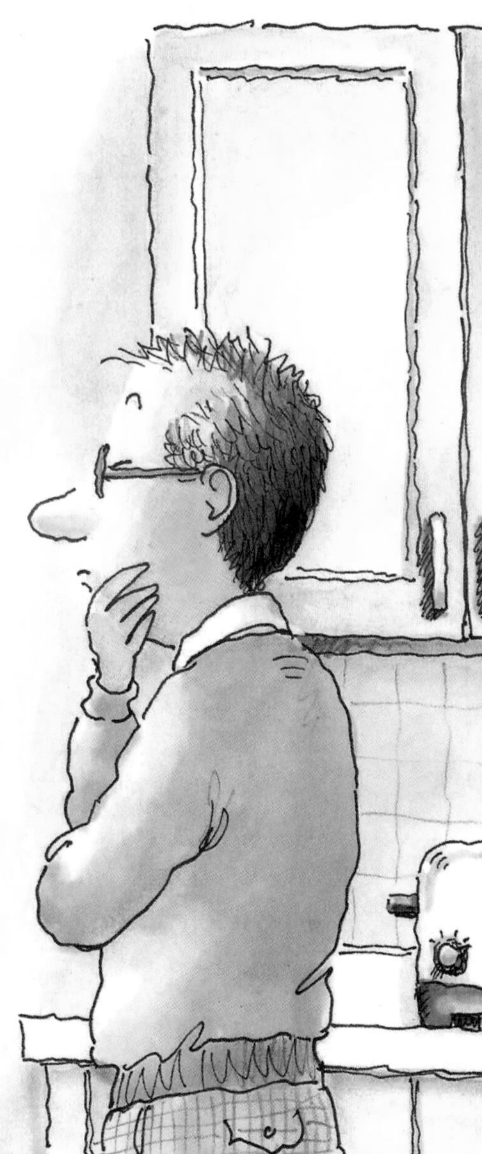

PERÍODO DE TIEMPO	¿Qué bebió y cuánto?	¿Cuántas veces fue al baño?	¿Cuántas veces tuvo que CORRER al baño?	Describa cualquier actividad que esto haya interrumpido	¿Cuántas veces tuvo fuga y qué cantidad?	¿Qué estaba haciendo al momento de la fuga?
6am-8am						
8am-10am						
10am-12pm						
12pm-2pm						
2pm-4pm						
4pm-6pm						
6pm-8pm						
8pm-10pm						
10pm-12am						
12am-2am						
2am-4am						
4am-6am						

Otras opciones para el **control** de la vejiga

Ninguna terapia es una solución instantánea. Hasta que su medicamento y técnicas de conducta tengan la oportunidad de funcionar, puede obtener alivio temporal usando las estrategias de control que aquí se describen. Éstas también son opciones si ya probó la terapia pero finalmente se da cuenta que no funciona en el tratamiento de su VH.

Productos absorbentes

Los productos para la incontinencia absorben y contienen la orina. Estos protegen la ropa, los muebles y la ropa de cama de accidentes, y a usted de la vergüenza. Los productos están disponibles desde absorbencia ligera hasta más fuerte e incluyen **toallitas protectoras** y **toallas** para mujeres y **protectores** para hombres (todos los cuales protegen la ropa interior con una cinta adhesiva), **ropa interior protectora** (productos que se ponen como la ropa interior de tela), **calzones para adultos** (productos similares a los pañales con pestañas laterales adhesivas) y **toallas para la cama** (pequeñas sábanas desechables, altamente absorbentes que se colocan sobre las camas o los muebles).

Los productos absorbentes tienen tanto ventajas como desventajas: ayudan a mantener la piel más seca de lo que se podría de otra manera, a pesar de que es posible que todavía haya cierta irritación de la piel, especialmente si los productos húmedos no se cambian con frecuencia. (También son necesarios los cambios frecuentes para prevenir que se acumule el olor). Los productos para la incontinencia le ayudan a regresar a un estilo de vida más normal; sin embargo pueden quedar sentimientos de baja autoestima. Es posible que usted encuentre que es inconveniente mantener productos a mano cuando está fuera de casa, y el abastecimiento para cuando se queda en casa puede resultar una carga muy costosa.

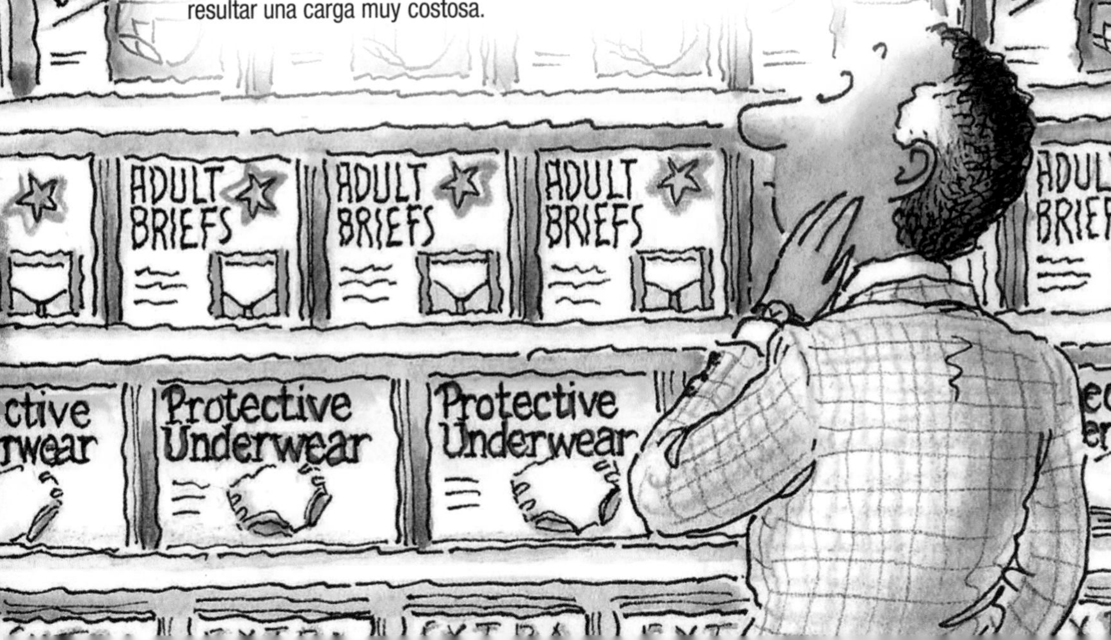

Inodoros portátiles

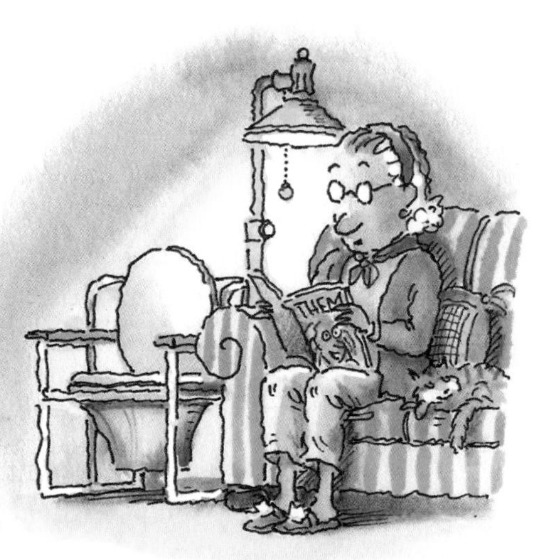

Si tiene dificultad para caminar o le es problema llegar al baño a mitad de la noche, coloque un inodoro portátil o un urinal portátil cerca de su cama o a una distancia que sea fácilmenteaccesible durante el día. Esto reducirá los accidentes. Los inodoros portátiles se pueden alquilar o comprar y se pueden colocar detrás de un biombo en casa para camuflarlos y tener más privacidad.

Catéteres externos para hombres

Este sistema implica un recubrimiento parecido a un condón que se ajusta por encima del pene. Esto permite que la orina drene hacia una bolsa recolectora ajustada a la pierna. La orina se almacena allí hasta que se pueda vaciar de forma conveniente. Los catéteres externos son útiles cuando los viajes frecuentes a un baño son difíciles, como cuando se viaja. Si se usan en la forma incorrecta o por demasiado tiempo, puede ocurrir una irritación de la piel o un menor suministro de sangre.

Cirugía

Los médicos no recomiendan la cirugía a menos que todos los demás tratamientos para la vejiga hayan fallado y los síntomas severos de la VH aún continúen. La cirugía implica implantar un pequeño transmisor debajo de la piel en la parte baja de la espalda. El transmisor envía suaves impulsos eléctricos a través de cables delgados hacia los nervios que van a la vejiga. Los impulsos indoloros interrumpen aquellos mensajes que desencadenan las contracciones indeseadas de la vejiga. (Su vejiga no recibirá la señal de presionar hasta que se haya acumulado el volumen apropiado de orina). A pesar de que este procedimiento tiene un buen índice de éxito, las posibles complicaciones incluyen que el cable se desplace (haciendo que el dispositivo no sea efectivo) o que sean necesarias cirugías adicionales para corregir las fallas técnicas del transmisor.

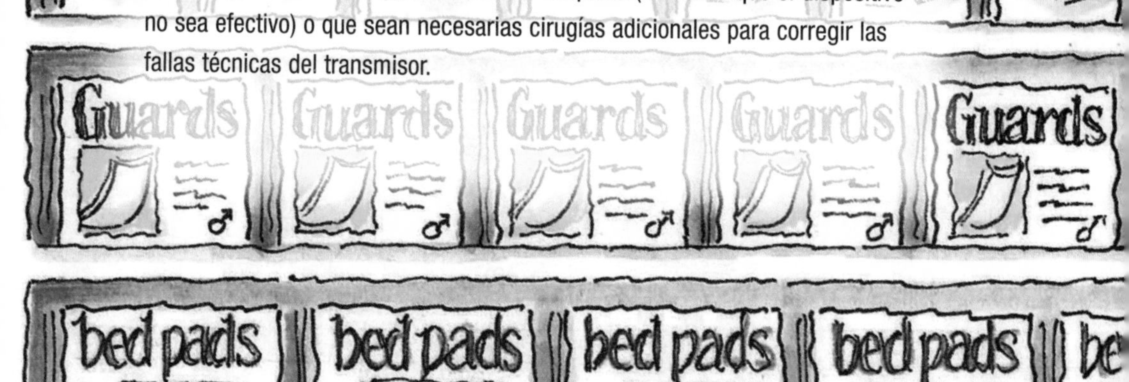

Cómo **cuidar de** alguien que padece de vejiga hiperactiva

Cuando la persona que padece de VH no es usted sino un familiar o alguien a quien usted cuida, ¿cómo maneja la situación? A continuación encontrará unas sugerencias para algunos retos que podría tener que enfrentar.

Qué señales buscar

Si sospecha que alguien que está bajo su cuidado tiene una condición de VH, aquí encontrará algunos comportamientos o señales que puede observar:

- baja repentina en el nivel de actividad o socialización
- resistencia a salir de casa durante más de una o dos horas seguidas
- olor a orina en la casa o en la ropa
- correr al baño inmediatamente al llegar a un destino
- usar ropa que oculte posibles accidentes, como pantalones flojos, suéteres largos o dejarse puesto el abrigo cuando está dentro
- comprar toallas higiénicas femeninas después de la menopausia

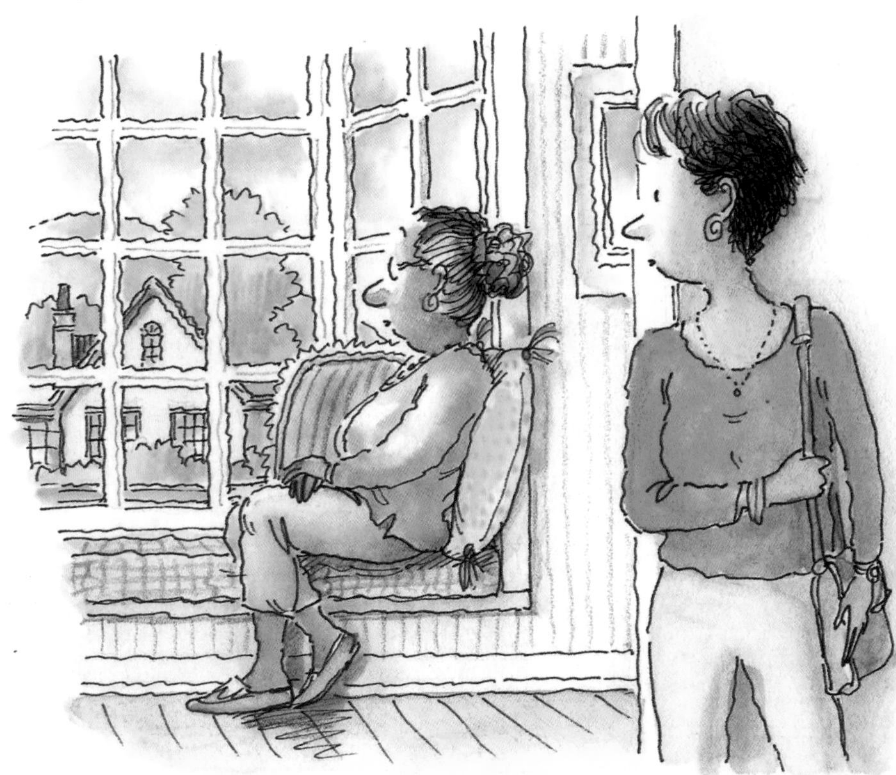

Cómo hablar de un modo comprensivo

Puede ser difícil hablar de VH con alguien que usted piensa que está tratando de ocultar los síntomas. Es posible que usted sienta que el tema es demasiado personal o que no es asunto suyo. La persona bajo su cuidado puede sentirse avergonzada y evitar la discusión. Pero recuerde, es posible que esta persona no busque tratamiento sin su intervención y la VH puede afectarle gravemente la salud física o emocional. El paso más importante que usted puede ayudar a una persona a dar es consultar a un médico. Aquí mencionamos algunas reacciones que las personas podrían tener cuando mencione el tema y algunas ideas sobre cómo responder.

Vergüenza o humillación: La mayoría de personas asocia los problemas de mojarse con la niñez. Las personas que padecen de VH pueden sentir que los demás los ven como infantiles o que tienen mala higiene personal. **Reconforte a esa persona que está bajo su cuidado diciéndole que la VH es una condición médica con terapia recetada. Al discutir el tema de forma comprensiva como un problema médico más que algo de lo que deba sentirse avergonzado, usted marcará la pauta. También puede compartir este libro o las partes que encuentre que son más útiles.**

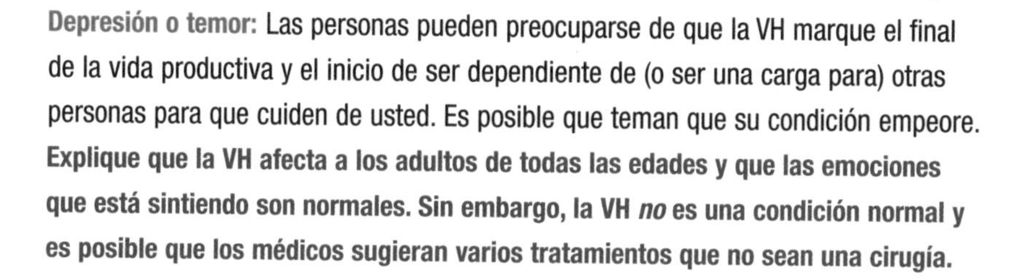

Depresión o temor: Las personas pueden preocuparse de que la VH marque el final de la vida productiva y el inicio de ser dependiente de (o ser una carga para) otras personas para que cuiden de usted. Es posible que teman que su condición empeore. **Explique que la VH afecta a los adultos de todas las edades y que las emociones que está sintiendo son normales. Sin embargo, la VH *no* es una condición normal y es posible que los médicos sugieran varios tratamientos que no sean una cirugía.**

Enojo o resentimiento: La constante inconveniencia, incomodidad y ansiedad asociadas con la VH pueden poner a los pacientes en un estado de ánimo antipático. Las personas que padecen de VH pueden sentir que han perdido el control, que sus cuerpos les han fallado. **Hágales saber que usted reconoce su incomodidad y preocupación. Déles esperanza de que la terapia puede mejorar mucho su calidad de vida.**

Negación o resistencia: Algunas personas pueden bromear acerca de, o minimizar sus síntomas de VH. (Las mujeres que están acostumbradas a usar toallas para la menstruación pueden creer que usarlas para la fuga de orina es aceptable). Otros pueden bloquear la aceptación de su condición para evitar enfrentarse con el diagnóstico al que le temen. (Los hombres a menudo se preocupan de que sus síntomas sean una señal de cáncer de próstata). **Confrontar a una persona que está en negación puede ocasionar mayor resistencia. Comparta su preocupación (y este libro) con delicadeza en un entorno privado, asegurándose de que la persona se sienta respetada y no criticada.**

Bajo un mismo techo

De qué manera le afecta brindar cuidado a alguien

Si usted cuida de alguien que padece de VH severa, usted y otras personas en el hogar podrían experimentar su propia turbulencia emocional. Tal vez se preocupe de la condición del paciente, o se sienta enojado por momentos, con la situación, la persona con VH o incluso consigo mismo. El enojo por lo regular se deriva de la frustración, que puede desarrollarse cuando las personas se sienten inadecuadas, agobiadas, impotentes o temerosas de las incertidumbres que se aproximan. Es posible que también sienta mucha tristeza si la persona con VH es un familiar que ya no puede controlar las funciones corporales básicas. Si él o ella es un cónyuge o padre/madre que ha sido una fuente de fortaleza para usted en el pasado, este cambio en los roles puede ser particularmente estresante.

Cuidar de alguien con VH severa puede también pasarle la factura física a usted, especialmente si usted ya está entrado en años. La atención día a día puede ir desde ayudar al paciente con ir al baño, hasta cambiar los productos para la incontinencia, levantar y voltear a la persona (si está postrada en la cama) para prevenir problemas en la piel. Su ayuda es necesaria tanto de día como de noche, así que es posible que su sueño se vea interrumpido varias veces durante la noche. Si los cuidadores no descansan lo suficiente o no tienen suficiente tiempo para ellos mismos, pueden cansarse demasiado, consumirse o sentirse amargados. Los estudios demuestran que el estrés prolongado debilita el sistema inmune, así que asegúrese de cuidar de sí mismo, o su propia salud podría estar en riesgo.

Sin resentimiento

Usted puede reducir su estrés si habla sobre sus sentimientos con un amigo(a) comprensivo(a) o profesional. (Otras personas que viven en la casa por lo general están demasiado cerca a los retos con los que se está enfrentando como para proporcionarle la perspectiva que tanto necesita). Pida ayuda. Algunas veces una simple plática le llevará a encontrar soluciones que no pensó por sí solo. Pero aún si su situación física no cambia, su moral por lo regular mejora. Por otra parte, ignorar los problemas o negar que estén ahí, solamente los prolongará.

Es natural sentirse ansioso por ciertos aspectos de cuidar a una persona. Es posible por ejemplo, que sienta temor de que nunca podrá ayudar a su familiar con actividades personales como llevarlo al baño o colocarle y retirarle los pañales para adultos. La realidad es que usted se acostumbrará a brindar este tipo de atención al igual que se adaptó a otros retos en su vida.

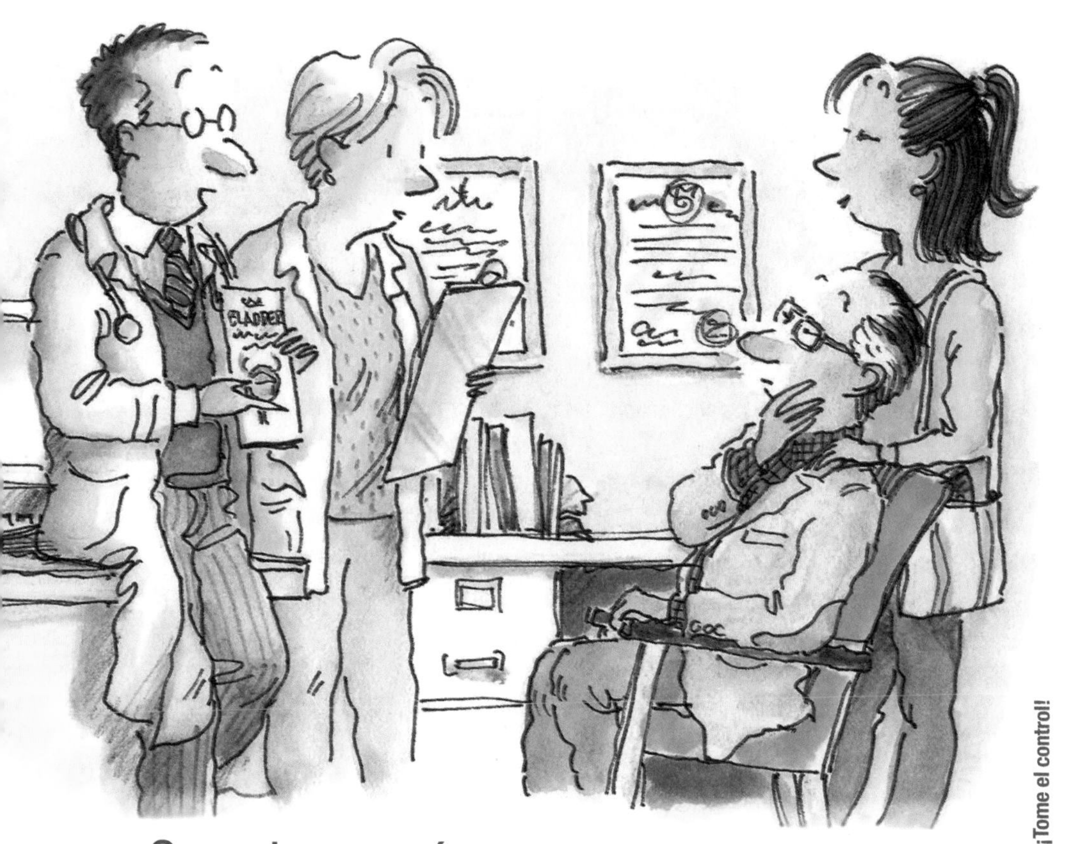

Cuando se reúna con sus proveedores médicos

Por supuesto, los médicos y enfermeras están disponibles si usted tiene preguntas sobre la terapia o necesita consejo con respecto a algún aspecto del cuidado en casa. Ellos necesitarán el consentimiento del paciente para compartir la información con usted, pero es bastante común que un cuidador participe en el plan de tratamiento. De hecho, el éxito de la terapia de una persona depende a menudo de la participación de la persona que lo cuida. Usted no sólo es el defensor del paciente (ayudándole a hacer preguntas y a aprender sobre las opciones de tratamiento), sino también es parte del equipo de apoyo. Si una persona con VH está teniendo problema para adherirse su plan de tratamiento (restricciones de dieta, ejercicios de los músculos del perineo o programas de micción con horario), los cuidadores a menudo son los que se encargan de hablar en privado con el personal médico para informarles acerca de esto. Sin embargo, asegúrese de mantener la dignidad del paciente. Y a menos que las facultades mentales del paciente hayan disminuido, permítale que él o ella dirijan su cuidado.

Cómo hacer que ir al baño sea más fácil

Estos consejos ayudan a las personas a las que usted está cuidando para ayudarles a mantener su continencia.

- ❑ Asegúrese de que la ropa se pueda quitar fácilmente. (Evite ropa con cremalleras y botones en la cintura).
- ❑ Mantenga el camino hacia el baño libre de obstáculos y correctamente iluminado para los viajes nocturnos al baño.
- ❑ Si el baño no está convenientemente localizado o si su familiar tiene problemas con la movilidad o el equilibrio, considere conseguir un inodoro portátil, orinal de cama o urinal portátil.
- ❑ Instale equipo para baño (como barras para sujetarse y un asiento elevado del inodoro) para ayudar al paciente a bajarse y empujarse con más facilidad.

VH en hogares para ancianos

Si la persona que usted cuida debe ser trasladada a un hogar para ancianos, es posible que él o ella aún necesite de su ayuda. Algunas veces los pacientes que pueden mejorar sus síntomas por medio de terapia experimentan un deterioro cuando ingresan a un hogar para ancianos. Esto puede ser en parte debido a los entornos desconocidos o porque no hay personal disponible para ayudar a los residentes con las idas al baño cuando surge el deseo de ir.

Continúe animando a su ser querido a que practique los ejercicios de Kegel, su programa de re-entrenamiento de la vejiga y las contracciones rápidas para reducir las ganas, de manera que pueda esperar a que el personal le ayude a ir al baño. Al controlar mejor su VH, los residentes del hogar para ancianos pueden mantener una mejor calidad de vida.

El lado bueno

Cuidar de alguien con VH presenta varios retos, pero también brinda oportunidades. Cuando ofrece sus servicios, apoyo y consuelo, tanto usted como la persona a la que está cuidando pueden descubrir relaciones más profundas, nuevas fortalezas y conocimiento de sí mismos. Para ayudarle a mantenerse positivo, trate de ver el potencial de crecimiento personal en todas las situaciones.

¡Con paso firme a medida que avanza!

Ahora que está mejor informado sobre la VH y su tratamiento, sus posibilidades de controlar esta molesta condición son bastante buenas. Trabaje de cerca con sus médicos y enfermeras, dedique tiempo y esfuerzo a su terapia y crea que mejorará. Al seguir estos pasos, ¡estará en camino hacia recuperar el control!

Sus notas

Aquí hay un espacio para anotar sus pensamientos y preguntas que pueda querer discutir con su proveedor médico.

Antes de su cita

Estos son los síntomas que estoy experimentando:

❏ Deseo fuerte de orinar

❏ Frecuencia

❏ Incontinencia del deseo

❏ Nicturia

Estos síntomas causan los siguientes problemas en mi rutina diaria:

____

____

____

____

____

Estos son los medicamentos que estoy tomando, incluyendo medicinas con y sin receta médica, vitaminas y suplementos a base de hierbas:

____

____

____

____

____

Durante su cita

¿Qué puede estar causando mis síntomas?

______

______

______

¿Cuáles son mis opciones de tratamiento?

______

______

______

¿Qué recomienda para mí?

______

______

______

¿Cuáles son las ventajas y desventajas de este tratamiento?

______

______

______

¿Qué clase de resultados puedo esperar de este tratamiento?

______

______

______

¿Cuánto tendré que esperar para ver los resultados?

______

______

______

Otras preguntas o notas

______

______

______